VOCÊ NÃO É SUA DOR

Walkyria Fernandes, PhD

VOCÊ NÃO É SUA DOR

Um método simples que vai fazer você viver melhor e com menos dor

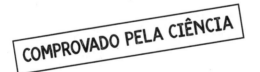
COMPROVADO PELA CIÊNCIA

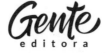

Diretora
Rosely Boschini

Gerente Editorial Sênior
Rosângela de Araujo Pinheiro Barbosa

Editora Pleno
Natália Domene Alcaide

Assistente Editorial
Mariá Moritz Tomazoni

Produção Gráfica
Leandro Kulaif

Preparação
Wélida Muniz

Capa
Miriam Lerner

Imagem de capa
Depositphotos

Projeto Gráfico
Marcia Matos

Adaptação e Diagramação
Vivian Oliveira

Revisão
Thiago Fraga
Andresa Vidal

Impressão
Bartira

CARO(A) LEITOR(A),
Queremos saber sua opinião sobre nossos livros.
Após a leitura, siga-nos no
linkedin.com/company/editora-gente,
no TikTok **@editoragente**
e no Instagram **@editoragente**,
e visite-nos no site
www.editoragente.com.br.
Cadastre-se e contribua com sugestões, críticas ou elogios.

Copyright © 2024 by Walkyria Fernandes
Todos os direitos desta edição são reservados à Editora Gente.
R. Dep. Lacerda Franco, 300 - Pinheiros
São Paulo, SP - CEP 05418-000
Telefone: (11) 3670-2500
Site: www.editoragente.com.br
E-mail: gente@editoragente.com.br

Dados Internacionais de Catalogação na Publicação (CIP)
Angélica Ilacqua CRB-8/7057

Fernandes, Walkyria
  Você não é sua dor: um método simples que vai fazer você viver melhor e com menos dor / Walkyria Fernandes. – São Paulo: Editora Gente, 2024.
  192 p.

ISBN 978-65-5544-517-6

1. Saúde 2. Dor crônica 3. Fisioterapia I. Título

24-3430   CDD 610

Índices para catálogo sistemático:
1. Saúde

NOTA DA PUBLISHER

Conviver com uma dor crônica não é fácil, é um desafio que vai muito além do desconforto físico. As dores persistentes invadem todos os aspectos da vida de uma pessoa, afetam sua capacidade de realizar atividades cotidianas, comprometem seu bem-estar emocional e abalam suas relações sociais. Quem nunca deixou de sair ou de fazer alguma coisa por estar com dor nas costas ou no joelho? Mas se essa dor é constante, imagine quão devastadores podem ser seus efeitos na qualidade de vida do indivíduo.

A falta de compreensão, somada a tratamentos muitas vezes ineficientes e superficiais, agrava ainda mais a situação. Por isso, quando conheci a Walkyria Fernandes, fisioterapeuta, PhD e uma grande estudiosa das dores crônicas, me encantei com sua missão de transformar essa realidade. Ela não só compreendeu que o segredo estava no tratamento dos seus pacientes com uma visão 360º para entender as possíveis origens da dor, como se dedica a formar outros profissionais para que façam o mesmo.

Em *Você não é sua dor,* Walkyria apresenta um método eficaz, acessível e ricamente embasado em estudos científicos para apresentar o movimento como chave para o tratamento. Um guia essencial tanto para quem sofre de dores constantes quanto para profissionais da saúde que buscam uma abordagem mais eficaz e empática.

Descubra como é possível viver com menos dor e mais qualidade de vida através das práticas e dos *insights* que encontrará nestas páginas. Um verdadeiro convite para a transformação e bem-estar. Boa leitura!

ROSELY BOSCHINI
CEO e Publisher da Editora Gente

Dedico este livro aos meus pais, Rosália e Djair, que nunca mediram esforços para me proporcionar a melhor educação. Sem eles, este livro não existiria.

SUMÁRIO

INTRODUÇÃO
APAIXONE-SE PELO PROCESSO 17

CAPÍTULO 1
JÁ TENTEI DE TUDO, NADA FUNCIONA 31

CAPÍTULO 2
A DOR NÃO TEM APENAS UMA CAUSA 45

CAPÍTULO 3
DEVEMOS SER MENOS ESPECIALISTAS E MAIS GENERALISTAS 57

CAPÍTULO 4
DEU ALTERAÇÃO NO MEU EXAME DE IMAGEM, ESSA É A CAUSA DA MINHA DOR? 71

CAPÍTULO 5
AFINAL, O QUE É EXATAMENTE A DOR? MITOS QUE PODEM MELHORAR OU PIORAR A DOR 83

CAPÍTULO 6
O PRIMEIRO PASSO É DECIDIR ENFRENTAR A DOR 97

CAPÍTULO 7
MUDANÇAS QUE VOCÊ PODE COMEÇAR HOJE PARA ENFRENTAR A SUA DOR 113

CAPÍTULO 8
ENFRENTANDO A DOR, UM DIA DE CADA VEZ 135

CAPÍTULO 9
SINAIS DE ALERTA, ENFRENTAMENTO, PLANO DE AÇÃO 151

CAPÍTULO 10
O MEDO É SEU MAIOR ALIADO 175

CAPÍTULO 11
VOCÊ NÃO É A SUA DOR (E ESTÁ NO CONTROLE!) 187

CLÍNICAS EMBAIXADORAS

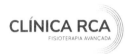

Dra Walkyria Fernandes
@clinica_rca

Natal - RN

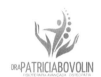

Patrícia Bovolin
@dra.patriciabovolin

Londrina - PR

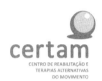

Natasha Rebouças de Souza
@certam.fisioterapia

Rio de Janeiro - RJ

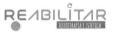

Dra Graziele Damas Dutra Cardoso
@clinica_reabilitar

Curitiba - PR

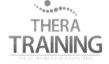

Marcelo Mansueto Lopes Júnior
@marcelomansuetofisio

Fortaleza - CE

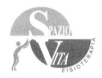

Lorena F. S. Carneiro Rego
@fisioterapiaspaziovita

Brasília - DF

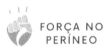

Eliana do Nascimento
@elianafisiopelvica

São Paulo - SP

Stela Olinda Medeiros Klein
@dra.stelakleinfisio

Novo Hamburgo - RS

Lucia Dagmar Rupp
@luciadagmarfisio

Balneário Piçarras - SC

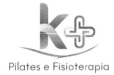

Ketlin Pedro Bom
@kmais_pilates

Curitiba - PR

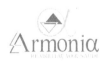

Daiane Nascimento Alves
@armonia.ituiutaba

Ituiutaba - MG

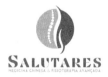

Suelen Stefania Pxanticosusque
@suelenpxanticosusque

Itu - SP

EMPRESAS EMBAIXADORAS

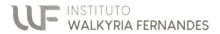

Elevando o nível da Fisioterapia
no Brasil e no Mundo

www.institutowalkyriafernandes.com.br

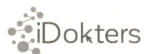

Revolução das peças anatômicas

www.idokters.com.br

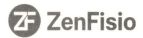

Software de gestão e marketing
para fisioterapeutas

www.zenfisio.com

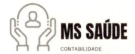

Contabilidade para médicos e
profissionais da saúde

grupomssaude.com.br/

VISITE OS SITES DE GRUPOS E ASSOCIAÇÕES QUE PROMOVEM A PESQUISA E O ESTUDO DA DOR

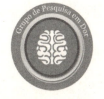

www.pesquisaemdor.com.br

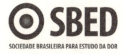

www.sbed.org/home.php

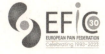

europeanpainfederation.eu

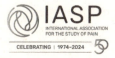

www.iasp-pain.org

PREFÁCIO

É com imensa honra e orgulho que escrevo este prefácio para o livro da minha dedicada aluna, Walkyria. *Você não é sua dor* é uma obra transformadora, essencial para todos que enfrentam a dor crônica e buscam esperança e renovação.

Conheci Walkyria em uma de minhas mentorias, e desde então fui profundamente impactado por sua determinação e por seu compromisso em transformar a vida dos pacientes. Ela não é apenas uma fisioterapeuta de ponta; é uma verdadeira guerreira no campo do raciocínio clínico. Sua abordagem humanizada e seu profundo conhecimento se refletem em cada página deste livro.

Se você sofre de dor crônica, saiba que não está sozinho. Walkyria começa acolhendo você, trazendo dados impactantes que mostram quantas pessoas passam pelo mesmo desafio. Ela oferece um abraço a distância, dizendo que é possível viver melhor e com menos dor. Isso me lembra uma frase que sempre digo: "A jornada de mil milhas começa com um único passo". Este livro é esse primeiro passo.

Aqui, você vai entender de forma simples e clara por que a dor persiste, por meio de analogias brilhantes que tornam a neurofisiologia da dor acessível a todos. Conhecimento é poder, e entender sua dor é o primeiro passo para transformá-la. Como sempre digo, entendimento é o primeiro passo para a mudança.

Mas Walkyria não para na teoria. Ela apresenta um plano de ação prático e poderoso no qual revela os pilares da saúde e como assumir a responsabilidade pelo seu bem-estar. Com passos claros e definidos, você aprenderá a sair da estagnação e viver de forma plena, e aprenderá que "a ação consistente e direcionada é o caminho para a transformação".

Compartilhando sua própria jornada com sinceridade e inspiração, Walkyria nos mostra que resiliência e determinação são fundamentais. Sua história de superação no karatê mundial é um exemplo claro de que, com foco e disciplina, podemos superar nossos maiores desafios. Ela nos lembra que "o objetivo não é eliminar a dor completamente, mas aprender a viver e prosperar apesar dela".

Você não é sua dor é uma ferramenta de transformação poderosa, que apresenta ciência de ponta com uma linguagem acessível e cria um recurso valioso tanto para pacientes quanto para profissionais de saúde, iluminando o caminho para a recuperação e oferecendo conforto e esperança a todos que enfrentam a dor. Isso torna o livro não apenas uma leitura informativa, mas também uma fonte de esperança e motivação. Como sempre digo, a simplicidade é o último grau de sofisticação.

Se você está pronto para transformar sua relação com a dor e descobrir uma nova forma de viver, este livro é para você. Nele, você encontrará explicações técnicas sobre a dor, histórias inspiradoras e ferramentas práticas que o ajudarão a tomar o controle da sua vida.

Este livro é um verdadeiro presente para todos que lutam contra a dor crônica. Ele oferece uma nova perspectiva, mostrando que é possível viver uma vida plena e feliz apesar da dor. Com conhecimento, ação e resiliência, é possível transformar a dor em uma oportunidade de crescimento e autoconhecimento.

Você não é sua dor é mais do que um livro; é uma jornada de autodescoberta e transformação. Prepare-se para se inspirar, aprender e, acima de tudo, transformar a sua vida. Como sempre falo em minhas palestras, a dor pode ser uma constante, mas não define quem você é. Este livro é seu guia para se libertar e redescobrir a alegria de viver.

JOEL JOTA,
empresário, escritor best-seller,
mestre em Ciências do Esporte,
doutor em Educação e Novas Tecnologias
da Internet e investidor.

INTRODUÇÃO
APAIXONE-SE PELO PROCESSO

Mudar dói. Sei disso pela minha própria experiência e por tantos anos de consultório ao lado de milhares de pacientes que precisaram mudar a rotina, um passo de cada vez, para lidar com a dor crônica. Fazer diferente traz desconforto, faz transparecer um lado mais vulnerável de nós mesmos que também inspira sensações conflitantes.

Se por um lado temos uma dor que gera medo, paralisa e acaba nos fazendo manter a mesma rotina por receio da piora; por outro, mudar é fundamental para abrir espaço e permitir uma perspectiva de vida diferente. E você pode até não se identificar com isso neste primeiro momento, mas quero contar a história de uma das minhas pacientes que mais me tocou nos últimos anos e que retrata muito bem essa relação contraintuitiva a que me refiro.

Há alguns anos, recebi uma pessoa que estava sofrendo muito. Com hérnia de disco na coluna lombar havia mais de dois anos, ela sentia uma dor insuportável que irradiava para a perna direita e que a incapacitava. Muitas vezes, sentia tanta dor que acabava ficando deitada na cama por dias, não conseguindo trabalhar, se movimentar ou curtir a própria vida. Marcou consulta com um médico, fez ressonância magnética, e o profissional indicou cirurgia imediata para resolver aquele problema que estava prejudicando o seu dia a dia.

Depois da cirurgia, quando o médico passou no quarto, disse que ela poderia esperar uma melhora da dor após sete dias. E assim o tempo seguiu. Ao fim do prazo, ela se sentia ansiosa. Achava que seria aquele o início de uma nova vida completamente sem dor, que tudo se transformaria do dia para a noite. Infelizmente, não foi o que aconteceu.

Para pacientes com dor crônica, por mais que exista a possibilidade de intervenção invasiva – como é o caso da cirurgia –, as dores não somem de uma hora para a outra. E foi assim que, após quinze dias, ela continuou sentindo tanta dor quanto antes. Nos conhecemos nessa época, após a indicação da fisioterapia como tratamento pós-operatório.

Em uma escala de 0 a 10, ela indicava que sentia dor nível 7 ou 8, mas os seus sintomas iam muito além disso. Já estava em um estágio de hiperproteção intensa, ou seja, contraía os músculos posteriores da coluna e do abdome para evitar mexer a lombar. A pessoa nesse estado fica quase como um robô, com medo de piorar a dor ao se mover naturalmente.

Você sente isso? Conhece alguém que já passou ou está passando por isso? Esse era o caso da minha paciente, e foi preciso fazer um trabalho muito importante para mudar essa perspectiva.

Juntas, fizemos um tratamento de três meses. Foi um processo lento de quebra de crenças, de superação de medo e exposição gradativa dos movimentos. Ela sentia tantas dores que tinha medo até mesmo de se inclinar para a frente. Com muito diálogo e exercícios específicos de controle motor e correções de movimentos mal-adaptativos, a dor foi melhorando. Foi um trabalho completo, que envolveu a parte mecânica, psicológica e social, pois precisamos tratar não apenas a parte física do corpo, como também treinar o cérebro para que a paciente perdesse o medo do movimento.

Aos poucos, ela voltou a se movimentar, começou a praticar atividade física, mudou a rotina para uma mais saudável e tudo foi se ajeitando. Isso aconteceu até que, determinado dia, ela chegou no consultório relatando que tinha piorado novamente. Estava com muita dor e não sabia o que fazer. Para entender o que tinha acontecido, perguntei sobre os seus últimos dias, e ela contou que, no dia anterior, havia levado a filha ao médico e a carregado no colo do carro até o pronto-socorro porque estava chovendo muito. Pronto! Perguntei qual era o peso da menina. A resposta: 25 quilos.

Expliquei que aquela já era uma melhora gigante em relação a tudo o que havia sentido até então. Antes, sem se movimentar direito, ela sentia dor e não conseguia levar a vida normalmente. Jamais conseguiria carregar mais de 25 quilos! Agora, após o tratamento, havia conseguido carregar a filha e estava sentindo uma pequena piora na intensidade da dor.

Por seu olhar, percebi que ela estava relembrando como sua rotina era difícil no passado e aquela dor havia despertado um medo já muito conhecido, mas ela tinha dimensão da diferença que as mudanças haviam causado. Em suma: tudo mudou. Ela foi de um estado de dor constante para um estado de dor mínima em poucas ocasiões. A vida dela agora é outra.

Por isso, posso afirmar que sei o quanto a mudança pode gerar medo. Ela remete à novidade, mostra que precisamos ajustar a rota para que um novo caminho seja possível. Mas eu garanto: vale a pena. Do mesmo jeito que a fisioterapia mudou a vida dessa paciente, quero ajudar você a mudar a sua história também. Fazer diferente, escrever em uma página em branco. É por isso que estamos aqui, e é sobre isso que vamos falar. Mas, antes, quero que você me conheça um pouco melhor para que saiba que estamos juntos nessa jornada até o fim.

FAIXA PRETA EM FISIOTERAPIA

Sem falsa modéstia ou supervalorização da minha história, preciso contar que caí de paraquedas na fisioterapia. Durante toda a minha graduação, tive meus momentos bons e também as dificuldades, e quando terminei a faculdade, me vi em um impasse: estava buscando intensamente independência financeira e também gostava da fisioterapia, mas não tinha certeza de que ela me traria resultados expressivos e duradouros. Eu estava no famoso momento da vida em que a gente não sabe qual caminho seguir, fica em dúvida do próximo passo e precisa experimentar para ter certeza de que dará certo.

Por esse motivo, fui vendedora por algum tempo e, por ser ex-atleta da seleção brasileira e faixa preta em karatê, comecei a dar aulas para novos alunos. Fiquei dois anos nesse dilema, muito em dúvida se tentava a carreira como fisioterapeuta ou se colocava mais energia nessas outras áreas. Em determinado momento, comecei a fazer entrevistas para ser vendedora de carros em uma concessionária e, depois de inúmeras etapas, acabei chegando à fase final de contratação.

Recebi uma ligação e a proposta seria conversar com o gerente no dia seguinte, mas sentia uma dúvida bem forte quanto a qual caminho seguir. Veio um frio na barriga e decidi recusar. Pensei: *Tenho uma faculdade e amo o curso, gosto de trabalhar com pessoas, por que deixar tudo isso de lado?* Foi assim que a fisioterapia entrou de uma vez por todas na minha trajetória. E então para ficar.

Voltei a estudar, fiz três pós-graduações, mestrado, doutorado e fazia atendimentos no consultório. Comecei a dar aulas e a viver uma jornada dupla: atendendo e ensinando ao mesmo tempo. Quanto mais aprendia, mais queria ver coisas novas para estar ainda mais bem-preparada para os meus pacientes. Fui evoluindo aos poucos e, por me dedicar tanto aos estudos, comecei a me diferenciar.

Muitos profissionais, ao verem meus resultados, me pediam ajuda, e essa movimentação foi importantíssima dentro da minha jornada para que eu crescesse ainda mais. Sabe aquela história de que quando a teoria encontra a prática, você está no caminho para a evolução? Essa foi a lógica, e assim a minha história seguiu.

Fui professora da pós-graduação antes mesmo de ser professora da graduação. Dei aula de Anatomia para o curso de Medicina e percebi que tinha me apaixonado completamente pelo processo de transformação que eu estava gerando em cada paciente que atendia. Quando você recebe alguém no consultório que fala que já passou por inúmeros profissionais e consegue mudar a vida dessa pessoa, a sua história muda também. Você se fortalece!

Comecei aos poucos, e a meta era ser "faixa preta" em fisioterapia. Hoje, acredito que consegui. Tanto pela realização pessoal que sinto por estar nessa área quanto pelos depoimentos maravilhosos que recebo quando mudo a vida das pessoas. E isso não tem preço. É muito forte o vínculo criado entre um fisioterapeuta e o paciente depois que você muda a vida dele. E esse é o vínculo que quero criar com você!

UMA NOVA PÁGINA

Você sabia que três em cada dez pessoas sofrem de dor crônica?[1] E mais: quando falamos em território nacional, em média 32,2% dos brasileiros adultos sofrem com algum tipo de dor crônica, e essa porcentagem sobe para 52,7% na população idosa.[2] Hoje, cientistas partem da premissa de que as dores crônicas afetam mais de 30% da população mundial,[3] ou seja, se estamos falando de um planeta com aproximadamente 8 bilhões de pessoas, temos uma média de 2,4 *bilhões* de pessoas que vivem, diariamente, com algum tipo de dor incapacitante. Além de absurdo, esse número é preocupante.

Muitos dos meus pacientes passam pela seguinte situação: estão com dor há mais de três meses, já tentaram massagem, remédios, fisioterapia convencional, tratamentos invasivos e outros tratamentos complementares, mas sem resultado. A dor crônica é uma condição persistente que, apesar de ter momentos de alívio, torna-se um incômodo constante com tendência a piora.

---

[1] COHEN, S. P. *et al*. Chronic Pain: An Update on Burden, Best Practices, and New Advances. **Lancet**, v. 397, n. 10289, p. 2082-2097, 2021. Disponível em: https://pubmed.ncbi.nlm.nih.gov/34062143/. Acesso em: 23 jun. 2024.

[2] SANTIAGO, B. V. M. *et al*. Prevalence of Chronic Pain in Brazil: A Systematic Review and Meta-analysis. **Clinics**, São Paulo, v. 78, p. 100209, 2023. Disponível em: https://pubmed.ncbi.nlm.nih.gov/37201302/. Acesso em: 23 jun. 2024.

[3] COHEN, S. P. *et al*. *op. cit.*

Se antes você passeava com o cachorro, agora não consegue mais. Se antes trabalhava no computador sem sentir dor, hoje não é mais possível. Se antes conseguia caminhar, hoje andar causa desconforto. No fim das contas, você deixa de sair e ver os amigos, muitas vezes fica na cama, não viaja mais e sente medo de todo e qualquer movimento. Você deixa de fazer as coisas de que gosta. Deixa de viver. E se você imagina que os atletas estão fora dessa conta, está enganado.

No meu caso, como atleta da seleção brasileira de karatê, precisei conviver com uma dor crônica no joelho por muitos anos e até hoje sinto desconforto dependendo da situação. Para a dor crônica, não há separação de gênero, idade, raça, cor ou preferência política.

Se hoje você está sem dor, nada impede que amanhã sinta algo. E mesmo que isso possa parecer um pessimismo exacerbado, é a realidade. Todos nós, em algum momento da vida, poderemos sentir dor. E para aqueles que lidam com a cronificação dessa dor, ou seja, aquela que persiste por mais de três meses, existe ainda um fator combinado que influencia esse tratamento: o psicológico.

Para essas questões, e tantas outras que podem estar acontecendo com você, apresentarei aqui uma metodologia que privilegia o modelo biopsicossocial; ou seja, ao longo do livro, trarei uma abordagem multidisciplinar que engloba as dimensões biológica, psicológica e social dos indivíduos.

Assim, falaremos de processos degenerativos e como eles não podem ser sentenças em sua vida. Depois, sobre mitos e crenças que precisam ser quebrados em relação à dor crônica, como adotar uma mentalidade adequada para lidar com essa adversidade e mudanças de hábitos que precisam ser feitas para que você possa viver melhor.

Por fim, falaremos sobre autorresponsabilidade e como o tratamento é um processo que envolve uma posição ativa do paciente para que ele possa melhorar, fechando com estratégias de manejo da dor, sinais e sintomas que mostram a necessidade de ajuda profissional e um plano de ação para que você viva melhor e com menos dor.

Não tem jeito. Ao lidar com a dor crônica, é preciso se cuidar, ser mais saudável, praticar atividade física e buscar todas as alternativas para que você se sinta melhor. Essa mudança de comportamento e essa visão 360° é o que você encontrará nas próximas páginas, e posso garantir que ela já deu certo com milhares de pacientes que atendi ao longo da minha carreira e mais de 8 mil alunos espalhados em 23 países a quem ensinei essa metodologia.

Gosto muito de estudar e aprender, mas o que me fez sentir verdadeira paixão pela fisioterapia foi ver o processo de melhora das pessoas. O brilho nos olhos. Porque, para dor crônica, não existe resposta rápida. Existe manejo, cuidado e ajuste de rota. Existem mudanças simples que podem ser postas em prática e que vão fazer muita diferença no nível de dor que você sente.

Recebo muitos pacientes que relatam ter medo da fisioterapia porque acham que ela será para sempre. Não é bem assim! Este livro será o primeiro passo que você dará em direção a uma vida com menos dor. Depois disso, você precisará de manutenção de hábitos e, eventualmente, novos ajustes de rota para cuidar de si mesmo. Para alguns casos, é claro, o acompanhamento profissional será necessário, mas falaremos disso no momento adequado.

Minha intenção é mostrar os passos simples e comprovados cientificamente que podem ser dados por você. Algo comum que percebo no consultório é a pressa de ver o resultado do tratamento, ou seja, viver melhor e com menos dor. Antes de pensar sobre isso, quero que você dê um passinho com mais cuidado para trás e se imagine vivendo o processo. Uma etapa de cada vez. Se hoje você não consegue mais se levantar sem sentir dor, vamos imaginar que daqui a algum tempo você fará isso com mais facilidade. Se já não consegue mais passear com o seu cachorro na rua, vamos imaginar que poderá fazer isso daqui a algumas semanas.

Não foque o tempo inteiro em zerar a sua dor. Tenha atenção, principalmente, nas melhoras do dia a dia que vão acontecer a partir de agora. A melhora da dor será uma dessas etapas, mas não a única. Quero que você se apaixone pelo processo, pelos passos dados a partir de hoje. Isso fará toda a diferença em nossa jornada!

Quero que acredite que esse processo valerá a pena. E depois, ao chegar na reta final e ter colocado em prática tudo o que aprendeu, quero fazer um combinado com você. Depois de dar passos novos em direção a uma vida mais feliz, leve e com menos dor, quero que me prometa que dará este livro de presente para alguém que precise. Tenho como meta ajudar mais pessoas a mudarem a própria vida, e você terá papel fundamental nisso.

Então chega de reatividade e de viver uma vida pautada em dores. É possível tratar a dor crônica de modo mais eficiente com resultados duradouros para viver melhor e com menos dor, e ajudarei você a descobrir como. Basta ficar aqui comigo! Até a próxima página.

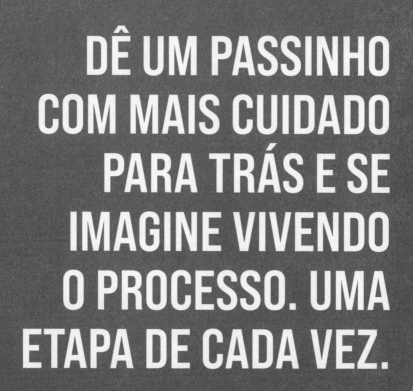

DÊ UM PASSINHO COM MAIS CUIDADO PARA TRÁS E SE IMAGINE VIVENDO O PROCESSO. UMA ETAPA DE CADA VEZ.

VOCÊ NÃO É SUA DOR
@DRAWALKYRIA_FERNANDES

CAPÍTULO 1
JÁ TENTEI DE TUDO, NADA FUNCIONA

Em todos os meus anos de experiência com dor crônica, uma das frases que mais tenho escutado é: "Será que estou inventando essa dor? Será que o que estou sentindo é mesmo verdade?". Para estipularmos as regras iniciais deste livro e desmistificarmos uma das crenças mais comuns para quem sofre com dor crônica, quero iniciar afirmando, com todas as letras, que, sim, *essa dor é real*.[4] Ela *não* é uma invenção da sua cabeça. Algo que você criou dentro de você e que agora assombra seus dias. Não é um amigo imaginário como aqueles que muitos de nós tínhamos quando éramos crianças e descobrimos – ou não – em determinado momento, que não eram reais.

A dor crônica, ao contrário do que muitos acreditam e preconizam por aí, é real. E mesmo que não exista nada visualmente "machucado" em você, ela pode existir, assim como falaremos mais adiante. Essa dor pode existir mesmo que não apareça nada em um exame de imagem, do mesmo modo que acontece com os pacientes que sofrem com fibromialgia, que apresentam dor muscular generalizada, crônica (mais de três meses), cansaço mental e físico e dificuldade para dormir.[5]

---

[4] RAJA, S. N. *et al*. The Revised International Association for the Study of Pain Definition of Pain: Concepts, Challenges, and Compromises. Pain, v. 161, n. 9, p. 1976-1982, 2020. Disponível em: https://pubmed.ncbi.nlm.nih.gov/32694387/. Acesso em: 23 jun. 2024.

[5] SARZI-PUTTINI, P. *et al*. Fibromyalgia: An Update on Clinical Characteristics, Aetiopathogenesis and Treatment. Nature Reviews Rheumatology, v. 16, n. 11, p. 645-660, 2020. Disponível em: https://pubmed.ncbi.nlm.nih.gov/33024295/. Acesso em: 23 jun. 2024.

A dor crônica é uma doença, e ela tem tratamento.[6] Mas ela é, sim, incapacitante. Segundo o Global Burden of Disease [Carga Global de Doenças]: a dor lombar crônica é a principal causa de incapacidade na maioria dos países, podendo diminuir a produtividade das pessoas de realizar atividades laborais e diárias.[7]

Em outras palavras: *você não está sozinho*. Então, caso ainda esteja se perguntando se a sua dor é real e verdadeira, quero que você internalize esse fato. Ela é real, ela existe e não é "coisa da sua cabeça", e as pessoas jamais poderão afirmar o contrário. Com essa regra estabelecida, quero contar para você duas histórias importantes sobre dor dos últimos anos.

NADA ESTÁ PERDIDO

Em 2014, recebi no consultório uma paciente que tinha sido diagnosticada com hérnia de disco cervical. Ela chegou carregando uma ressonância magnética que mostrava essa hérnia volumosa e estava com muita dor. Muita dor mesmo! Relatou que, por ser de uma cidade pequena, Rondonópolis, no Mato Grosso, decidiu procurar um médico em Cuiabá para fazer os exames e entender a

---

[6] TREEDE, R. D. *et al.* Chronic Pain as a Symptom or a Disease: The IASP Classification of Chronic Pain for the International Classification of Diseases (ICD-11). **Pain**, v. 160, n. 1, p. 19–27, 2019. Disponível em: https://pubmed.ncbi.nlm.nih.gov/30586067/. Acesso em: 23 jun. 2024.

[7] GBD 2021 Low Back Pain Collaborators. Global, Regional, and National Burden of Low Back Pain, 1990-2020, Its Attributable Risk Factors, and Projections to 2050: A Systematic Analysis of the Global Burden of Disease Study 2021. **The Lancet Rheumatology**, v. 5, n. 6, p. e316–e329, 2023. Disponível em: https://pubmed.ncbi.nlm.nih.gov/37273833/. Acesso em: 23 jun. 2024.

procedência da sua dor. Com o exame em mãos, ele confirmou o diagnóstico: hérnia de disco cervical.

O tratamento realizado foi: fisioterapia de qualidade e mudança no estilo de vida. Mas os exames e o diagnóstico médico também trouxeram alguns pontos importantes que acabaram gerando medo nessa paciente, um fator que, como veremos, pode intensificar a experiência da dor crônica. O médico despertou nela a sensação de que a sua vida jamais voltaria a ser a mesma, de que não conseguiria fazer as coisas que fazia antes, ou seja, que estava condenada a viver com dor.

A hérnia de disco, em muitos casos, é associada a uma incapacidade muito grande, além do fato de o paciente ter medo de ser submetido a uma cirurgia e de ficar com sequelas. E isso é muito negativo para o tratamento, sobretudo porque existem muitas maneiras de melhorar a vida do paciente com hérnia de disco com métodos mais conservadores, ou seja, sem cirurgia. Então, quando a recebi no consultório, ela estava com muito medo. Eu tocava na sua cervical e ela travava o pescoço. Contraía todo o corpo para protegê-lo da piora da dor.

A nossa comunicação foi bem complicada, precisei trabalhar aos poucos com ela para gerar segurança e confiança. Com o tempo, ela foi entendendo que o tratamento era possível. Fizemos exercícios de mobilidade, de controle motor, usei terapia manual e utilizei muito a comunicação para desmistificar algumas crenças que a ajudariam a melhorar o seu problema.

Em mais ou menos dezoito atendimentos, que resultaram em dois meses e meio de tratamento, tivemos resultados bem interessantes. Depois desse período, ela estava muito bem. A mobilidade estava restabelecida, não sentia dor, conseguia trabalhar, fazer atividades físicas e levar uma vida funcional. Dei alta para ela com as orientações para que se mantivesse bem, e ela seguiu a sua jornada.

> **NO TRATAMENTO DA DOR CRÔNICA, O OBJETIVO NÃO SE CONSTRÓI APENAS COM BASE NOS MOMENTOS DE PICO DA DOR. O TRATAMENTO É PARA VIDA E, AO LONGO DAS PRÓXIMAS PÁGINAS, VOU EXPLICAR POR QUÊ.**

Posso dizer que, durante o período de cinco anos, recebi essa paciente em meu consultório em apenas três momentos e que foram cruciais para ajudar na sua rotina e melhorar a intensidade da dor. Na última vez que a vi, uma crise estava instalada e ela tinha voltado ao médico. Fez novamente uma ressonância para checar como estava a hérnia e, para a sua surpresa, não havia nada ali. O médico olhou para ela e disse: "Ah, você não tem hérnia, não". Ela, perplexa: "Como assim? Tenho, sim! Recebi o diagnóstico há cinco anos". Mostrou os exames, e o médico explicou que, positivamente, ela era uma das pacientes que havia feito o tratamento adequado e que a hérnia dela havia sido absorvida pelo corpo.

Pode parecer loucura, mas é possível. Segundo um estudo científico sobre hérnia de disco, há 66% de chance de essa condição ser reabsorvida espontaneamente pelo corpo.[8] Ela pode sumir ao longo do tempo, e é normal. Mas como? Isso acontece do nada? Com certeza, não. Muitos fatores podem contribuir para isso, e, no caso dessa paciente, ela havia realizado o tratamento correto e recebido orientações atualizadas sobre o tema, que você também receberá ao longo deste livro.

Pronto. Um ponto positivo para a ciência e um mito a menos que precisamos quebrar. Guarde essa história por um momento e voltaremos nela mais adiante.

Em outra ocasião, tive uma experiência com outra paciente que me marcou muito. Ela tinha aproximadamente 35 anos e sofria com uma dor crônica na cervical muito forte também. Fazia pilates para tentar melhorá-la, já havia consultado vários médicos, passado por vários tratamentos e nada adiantava. Com um pescoço muito rígido, ela tinha problemas com os movimentos, ficava "dura" a maior parte do tempo e passava todos os dias com muita dor. Assim, a professora de pilates percebeu que era necessário outro tipo de intervenção e me indicou a ela e marcamos uma consulta.

Quando abri a porta do consultório para atendê-la, percebi que ela estava chorando muito na recepção. Não havíamos trocado nenhuma palavra. Nada. E ela chorava muito. Esperei que ela se acalmasse, entramos na sala e começamos a conversar. Ela me contou que já estava chorando porque tinha medo de que eu olhasse para ela e falasse que não existia tratamento para o seu caso. Tinha

---

[8] ZHONG, M. *et al.* Incidence of Spontaneous Resorption of Lumbar Disc Herniation: A Meta-analysis. **Pain Physician**, v. 20, n. 1, p. E45–E52, 2017. Disponível em: https://pubmed.ncbi.nlm.nih.gov/28072796/. Acesso em: 23 jun. 2024.

medo de que eu dissesse que não havia mais jeito para o seu problema, que ela viveria para sempre com aquela dor. Ela já havia passado por vários profissionais, então seu medo era de que eu fosse só mais alguém que a faria perder a *esperança*.

Reflita comigo por um momento. Talvez essa pessoa seja você, talvez seja alguém da sua família, talvez seja o seu vizinho ou um amigo. Ou até mesmo um paciente. Talvez você esteja passando exatamente por isso ou conheça alguém que está. Aquele momento frente a frente com essa paciente foi muito pesado para mim. Não porque eu temia não conseguir ajudá-la, mas por presenciar o desespero, a falta de esperança e o medo que ela tinha de não conseguir melhorar.

Olhando para o modelo biopsicossocial, que comentei na introdução, o caso dela era realmente muito complicado. Precisava olhar para os três pilares: tratamento com exercícios de mobilidade, de condicionamento e de controle motor, mas também precisava quebrar algumas crenças e construir novas experiências positivas, o que mudaria a parte social, ou seja, um tratamento completo que faria a diferença em sua vida.

E você acha que esse tipo de tratamento é resolvido em uma consulta? Com certeza, não. É algo trabalhado diariamente. Dentro do consultório, com o profissional que está atendendo você, e fora dele, em sua vida, em seus hábitos. Essa paciente melhorou, voltou a ter uma vida funcional e conseguiu realizar suas atividades, mas os cuidados e as orientações ela carrega sempre consigo para que faça o manejo do seu problema.

Por isso, nestas páginas, quero falar com *você*. Com você que pode ter perdido as esperanças, que provavelmente acha que já tentou de tudo, mas que ainda não achou solução. Com você que está procurando uma luz no fim do túnel, que busca uma mudança e precisa ter algo em que se agarrar. Quero que você se agarre a estas páginas, pois elas são os primeiros passos que você precisa dar em direção à melhora.

Meu objetivo é falar com você que recebeu um diagnóstico de uma hérnia volumosa, assim como contei anteriormente, e que provavelmente sentiu que a sua vida tinha acabado, ou que mudaria muito. Com você que sente, ou sentiu, tanta dor que desacreditou em si mesmo. Que ouviu de colegas ou familiares que você estava mentindo, que o que você sente não é real. Passou até mesmo a duvidar de si: "Será que tudo isso é real? Será que eu estou criando isso para mim?".

Quero conversar com você que perdeu as esperanças, que pode ter deixado de fazer as atividades de que mais gosta. Deixou de ver o seu neto ou neta, parou de praticar exercícios por medo de piorar, não viaja mais, não come em restaurantes diferentes, não pratica o esporte radical de que tanto gostava, que tem medo de se abaixar, dormir em uma posição diferente. É exatamente com você que estou conversando aqui.

Mas também com você, profissional da saúde, que está procurando meios de ajudar seus pacientes. Que quer estar atualizado no que existe de mais novo em termos de dor crônica e quer mudar a vida das pessoas que atende. Esse papo também é com você!

Vale reforçar, contudo, que para essas e tantas outras situações, precisamos ter cuidado. Muitas das informações que temos e recebemos da mídia nem sempre estão corretas.

Quando falamos de informações concretas, a realidade é que precisamos dividir os dados em dois âmbitos: os dados científicos e os sem comprovação. Se é pautado na ciência ou não. Uma pesquisa feita por pesquisadores do Rio de Janeiro avaliou o quanto algumas informações colocadas na mídia, até mesmo em órgãos oficiais, eram validadas e pautadas em estudos com resultados comprovados.[9] O estudo identificou que até sites oficiais e governamentais acabam publicando informações obsoletas ou erradas. E ter isso em mente é muito importante, porque é necessário ter responsabilidade com as informações divulgadas.

É preciso, como paciente, entender quem está atendendo você e se essa pessoa está com as informações mais atualizadas sobre o assunto. É essencial, ainda, que profissionais da saúde se mantenham atualizados para sempre passarem o que há de mais recente para o paciente. Nós, profissionais, não podemos confiar em qualquer informação, e isso muda completamente a nossa história.

Quando o assunto é dor crônica, algo latente e que acarreta tanto desconforto, é muito fácil sermos seduzidos por promessas milagrosas, por isso é tão importante

---

[9] FERREIRA, G. *et al.* Credibility, Accuracy, and Comprehensiveness of Internet-based Information About Low Back Pain: A Systematic Review. **Journal of Medical Internet Research**, v. 21, n. 5, p. e13357, 2019. Disponível em: https://pubmed.ncbi.nlm.nih.gov/31066689/. Acesso em: 23 jun. 2024.

que pacientes tenham bom senso crítico para ter condições de avaliar as informações e buscar respostas concretas para as dúvidas. Muitas vezes, por nos sentirmos tão frustrados por nunca encontrar o profissional certo, nossos olhos deixam de brilhar e achamos que tudo está perdido.

Vejo inúmeras pessoas com dor crônica que já passaram por médicos, psicólogos, fisioterapeutas, e nada adiantou. Nenhum tratamento. Um dia, a dor está mais forte. No outro, até melhora, mas não passa. Sobre isso, um fato incontestável é que a dor não pode ser tratada de maneira local. Essa é uma das primeiras premissas que você precisa carregar consigo.

O profissional da saúde não deve tratar a dor simplesmente como algo local porque ela envolve muitos fatores e é preciso olhar o paciente em sua completude para entender exatamente a origem daquela dor e o que pode estar influenciando a progressão dela. O paciente, por sua vez, também não deve tratar a dor de maneira local porque existe um conjunto de vertentes que influenciam a piora ou melhora dela, como alimentação, sono, atividade física e nível de estresse. No fim, tudo influencia!

Por isso, em ambos os casos, não deve ser realizado o tratamento local da dor crônica. O tratamento é, e precisa ser, com uma visão 360°. Ele precisa olhar para o todo, para o paciente como um ser unificado e que precisa de ajuda. Sei que a dor crônica gera incapacidade, diminui a produtividade e algumas pessoas podem, inclusive, ter prejuízos expressivos na vida pessoal por conta disso. Sei que essa dor dificulta a prática de esportes e muitos se tornam sedentários devido ao medo de se movimentar. Sei que ela afeta a vida social, pois sair de casa se torna um sacrifício.

Sei que muito provavelmente você está aqui porque está cansado de tratamentos ineficazes e profissionais que não resolveram o seu problema. Sei que você provavelmente perdeu as esperanças. Sei que acha que já tentou de tudo e que nada funciona. Mas garanto que você ainda não tentou tudo.

Existem estratégias e mudanças sobre as quais conversaremos e que você precisará aplicar em sua vida para que a sua jornada seja diferente. O que preciso, neste primeiro momento, é que você mude essa mentalidade de que suas opções se esgotaram. Preciso que encontre o seu motivo para continuar. Por isso, quero propor um exercício.

EXERCÍCIO

Separe um momento para responder às perguntas a seguir. Quero que você encontre um lugar calmo, longe de outras pessoas, e reflita sobre cada uma das questões. Utilize o espaço a seguir para responder com sinceridade.

O que você deixou de fazer por conta da dor que sente?

_____
_____
_____
_____
_____
_____
_____
_____

Para você, por que é importante obter a melhora da dor?

_____
_____
_____
_____
_____

Liste ao menos cinco coisas que você gostaria de fazer se sua dor melhorasse.

_____
_____
_____
_____
_____

Qual é a sua motivação para obter a melhora da dor? Coloque seu coração nesta resposta.

_____
_____
_____
_____
_____
_____

Depois de terminar, quero que você estabeleça o seu foco. Aqui, você definiu os seus parâmetros e os seus porquês em relação à melhora da dor crônica. Agora você sabe exatamente quais são os seus sonhos e por qual motivo está aqui. Você tem razões para continuar e mudar. Então, chegou a hora de falarmos sobre os motivos pelos quais isso tudo está acontecendo em sua vida. Ter essa consciência fará você estar ainda mais bem-preparado para o que vou propor nos próximos capítulos.

CAPÍTULO 2
A DOR NÃO TEM APENAS UMA CAUSA

Lembro-me de uma das primeiras pessoas que recebi no consultório, logo que terminei a faculdade de Fisioterapia. No curso, tinha aprendido a tratar uma tendinopatia aplicando um aparelho anti-inflamatório diretamente no local do tendão, e foi exatamente o que fiz com esse paciente para melhorar a sua dor.

Você consegue adivinhar o que aconteceu? Duas semanas depois, o paciente retornou à minha clínica e estava com a mesma dor. Sabe por qual motivo isso aconteceu? Infelizmente, eu tinha tratado o problema de modo *local*, mas não a *origem* da dor. Em resumo, eu havia mascarado o problema. Depois que esse paciente voltou para casa e retomou as atividades que geravam essa sobrecarga no tendão, piorou também a dor que sentia.

Um dos fatores para que a incidência de dor crônica em pacientes seja tão alta e tão constante é a falta do que chamo de *raciocínio clínico avançado* na hora do tratamento. Muitas vezes, o profissional da saúde trata a doença, mas não o paciente. Ou seja, se esquece de que precisa ter uma visão 360º, ignora completamente o modelo biopsicossocial e o fato de que cada ser humano é único e que, por isso, responderá de maneiras diferentes ao tratamento. Percebo que justamente por esse motivo muitas pessoas já perderam a esperança em relação à fisioterapia. Perderam a esperança também em muitos médicos, psicólogos e em vários profissionais da saúde em geral.

Durante a faculdade, o fisioterapeuta aprende, sim, sobre o raciocínio clínico que ele precisa ter para atender as pessoas e lidar com os problemas de cada um. Para mim, muito mais do que ter apenas esse raciocínio clínico "simples", defendo que ele precisa ser *avançado* (e não *complicado*). Mas o que isso significa, afinal?

Enquanto o raciocínio clínico "simples" é básico, olha de maneira local para o paciente e para a doença, o raciocínio clínico avançado vai além. O profissional, além de buscar as melhores evidências científicas, se pergunta o que mais pode fazer para que esse paciente melhore, quais regiões podem estar influenciando na dor ou gerando adaptação de proteção – como uma contração muscular excessiva –, e como pode entender a história completa do paciente para determinar os principais fatores de risco e tratar de forma eficiente a dor.

Em outras palavras, quando há raciocínio clínico avançado, não se faz como fiz com o tratamento da tendinopatia lá no início da minha carreira, uma vez que é importante mapear os principais gatilhos e fatores que interferem na dor, tratando-a com mais precisão. Ele ajuda a entender o que está acontecendo com aquela pessoa e vai além do óbvio. E muito mais do que apenas depositar toda a responsabilidade no fisioterapeuta, o paciente precisa também procurar profissionais que saibam raciocinar de verdade.

A realidade é que, assim como em todas as outras áreas profissionais, na Fisioterapia saímos da faculdade com o aprendizado básico. Mas por que não estudar mais? Procurar o que há de mais novo e atualizado em relação às comorbidades? Parto sempre dessa premissa, e o profissional da saúde deve fazer isso também.

Costumo falar com frequência que o tratamento fisioterapêutico para dor crônica não é protocolo, e essa é uma das maiores verdades existentes. Ter um protocolo é ter um passo a passo fechado e definido sobre como tratar uma doença sem levar em consideração particularidades do indivíduo.

É como ter um manual específico que vai ditar exatamente o que precisa ser feito, por exemplo, em um caso de lombalgia crônica. Se uma pessoa chega na clínica com essa dor, o protocolo me indicaria exatamente o primeiro, segundo e terceiro exercício que precisa ser feito para esse tratamento.

Mas pense comigo: somos todos iguais? Não. Cada pessoa funciona de uma maneira e tem suas características particulares. As dores, inclusive, não surgiram de modo igual em cada uma delas, pois isso envolve também a experiência emocional desagradável. Somos únicos, cada qual com suas especificidades. Por que, então, teríamos um protocolo exato para tratamento de cada uma das doenças? Não faria sentido pelo simples fato de que cada pessoa responde ao tratamento de uma maneira. O que temos, sim, são diretrizes de prática clínica, mas elas dependem da expertise do fisioterapeuta em aplicá-las com base em sua experiência e na sua capacidade de raciocínio clínico.

Para esse paciente com lombalgia crônica, pode ser que determinado exercício funcione melhor, porque é um movimento de preferência direcional do seu corpo. Para outra pessoa, é possível que esse exercício provoque dor em um primeiro momento, sobretudo se o paciente estiver em crise. Então é preciso descobrir, a partir de uma avaliação completa e efetiva, quais são os fatores que estão interferindo na dor desse paciente para que se possa montar um tratamento personalizado.

Por isso, não tem como saber exatamente qual é o protocolo que precisa ser aplicado para cada dor crônica, porque ele não existe, e o tratamento vai variar de pessoa para pessoa. Paciente e fisioterapeuta precisam ter ciência disso. Entretanto, vale apresentar uma ressalva.

Sempre que falo sobre fisioterapia não ser protocolo, preciso mostrar que existe uma exceção que se aplica ao tratamento pós-operatório. Nesse caso, existe, sim, um protocolo que precisa ser seguido e um passo a passo pelo qual o paciente precisará ser submetido devido ao tempo de reparação dos tecidos. E ter isso em mente é fundamental.

Especificamente para o tratamento da dor crônica, portanto, fisioterapia não é protocolo. O profissional não pode ser apenas um executor. Ele precisa pensar. Procurar as evidências científicas e avaliar o que funciona para cada pessoa. Analisar a história de cada um, raciocinar e buscar entender como é a vida do paciente, o que pode estar relacionado com aquela dor, procurar os fatores de risco e não apenas a *consequência*.

A analgesia local pode ser utilizada? Sim. Mas ela não pode representar o tratamento completo. Pelo simples fato de que é uma abordagem passiva, ajuda a minimizar a dor, mas não provoca mudança de comportamento. É preciso criar estratégias de enfrentamento da dor, seja por meio de exercícios de mobilidade, fortalecimento, controle motor, movimentos funcionais e ferramentas para o paciente lidar com a própria dor quando estiver sozinho. Esses cuidados fazem toda a diferença no tratamento.

E vou além: precisamos entender, de uma vez por todas, que a dor crônica é *multifatorial*. Ou seja, muitos fatores contribuem para o aparecimento da doença: biológicos, genéticos, hormonais, metabólicos, psicológicos e sociais. Quando falamos sobre dor crônica, não podemos afirmar que existe apenas um fator que está contribuindo ou causando essa dor. Por exemplo: não posso dizer que se uma pessoa não faz exercícios, ela desenvolveu a dor crônica por isso. Essa hipótese é apenas um dos fatores que podem estar associados à dor crônica. Ela sempre terá muitas causas, por isso é multifatorial.

Se fôssemos imaginar um gráfico com alguns pilares como sono, alimentação, comorbidades, atividade física e genética, é provável que esses fatores tenham algum percentual de influência na dor crônica do paciente. Se você se alimenta mal, dorme pouco, não pratica atividade física e tem predisposição a ter determinada doença, as chances de você desenvolvê-la são muito maiores, pois o seu gráfico está com altos índices em todos os fatores que influenciam o desenvolvimento dessa doença.

Agora, se você cuida de todos esses pilares, as chances são menores. Nesse caso, o gráfico está com índices mais baixos e por isso, provavelmente, "o líquido desse balde não transbordará tão facilmente", provocando a dor. Entretanto, como a vida não é constante e temos altos e baixos, é possível também, por exemplo, que, ao passar por um período difícil e descuidar de um desses pilares, você possa ter uma crise de dor. Percebe a importância de entender a multifatoriedade?

A verdade, contudo, é uma só e ela não pode ser ignorada: o sedentarismo é um dos fatores que mais influencia a dor. Segundo o estudo "Exercise-Induced Pain and Analgesia? Underlying Mechanisms and Clinical

O PROFISSIONAL NÃO PODE SER APENAS UM EXECUTOR. ELE PRECISA RACIOCINAR. PROCURAR AS EVIDÊNCIAS CIENTÍFICAS E AVALIAR O QUE FUNCIONA PARA CADA PESSOA.

VOCÊ NÃO É SUA DOR
@DRAWALKYRIA_FERNANDES

Translation", realizado por três pesquisadores, vemos a partir do gráfico a seguir quais são as principais consequências do sedentarismo.[10]

Consequências da inatividade física (sedentarismo)

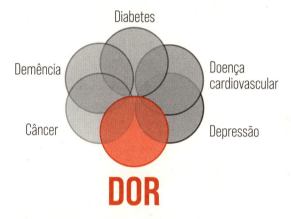

Dor está em destaque justamente para mostrar que, sim, o sedentarismo é um fator de risco para o desenvolvimento da *dor crônica*. O exercício regular é comprovadamente um tratamento eficaz para dor crônica.[11] Muitos são os fatores que influenciam no desenvolvimento da dor crônica, mas com certeza a falta da atividade física está no topo deles. Inclusive o exercício físico está no topo dos tratamentos mais eficazes.

Por isso a importância de entender sobre a multifatoriedade. Uma pessoa pode não desenvolver a dor crônica por ser sedentária. São variáveis correlacionadas

---

[10] SLUKA, K. A. *et al*. Exercise-induced Pain and Analgesia? Underlying Mechanisms and Clinical Translation. **Pain**, v. 159, n. 1, p. S91–S97, 2018. Disponível em: https://pubmed.ncbi.nlm.nih.gov/30113953/. Acesso em: 28 jun. 2024.

[11] *Idem*.

que levam ao aparecimento do problema. E aí surge um agravante: com a ineficiência do tratamento, a dor vai cronificando cada vez mais, e os pilares que comentei anteriormente acabam sendo esquecidos e deixados de lado, o que contribui ainda mais para a cronificação dessa dor. Quem está com dor tem menos vontade de ter uma alimentação saudável. Tem mais dificuldade para dormir ou praticar atividade física. No fim, os pilares que compõem a multifatoriedade são todos prejudicados, o que piora a condição do paciente.

> **COMO MECANISMO DE PROTEÇÃO, O PACIENTE COM DOR CRÔNICA DEIXA DE FAZER EXERCÍCIO POR MEDO DE PIORAR, MAS ACABA CRONIFICANDO MAIS AINDA O PROBLEMA.**

O medo do movimento, também conhecido como cinesiofobia, se encaixa aqui. As crenças de que determinados movimentos ou fatores estão piorando a nossa condição são muito prejudiciais para o tratamento.

O cérebro é muito poderoso em fazer associações entre dor e movimentos, e em muitos momentos essas conexões não são positivas para o tratamento. Falaremos disso com mais detalhes no capítulo 5, mas acho importante já pontuar o assunto para que você comece a abrir a sua mente para novas possibilidades. O tratamento precisa, inclusive, direcionar o cérebro para que ele desfaça essa conexão e perca o medo de determinadas situações para que seja mais efetivo.

O paciente com dor crônica precisa tomar as rédeas. Se não fizer isso, se não sair da posição de tratamento passivo e seguir para um tratamento ativo, ele não melhorará. Do mesmo modo que falei sobre a responsabilidade do raciocínio clínico avançado para o fisioterapeuta, a pessoa com dor crônica precisa assumir também a sua parcela de responsabilidade no tratamento. É algo que começa lentamente, saindo da zona de conforto e proporcionando mudanças. Com essas mudanças, aparece a melhora. Esse é o nosso objetivo.

Eu mesma tive que enfrentar o medo em determinado momento da vida. Como comentei, fui atleta da seleção brasileira de karatê, e em um campeonato acabei tendo uma lesão séria no joelho – vou contar isso em detalhes para você no final deste livro. Não foi fácil, e muitas intercorrências aconteceram. Nem sempre é fácil, nem sempre é simples. Mas a gente pode escolher quais decisões iremos tomar a partir das ferramentas que temos. Eu escolhi lutar, independentemente do que estava acontecendo. E foi muito bom. Foi algo que me fez rever todas as minhas estratégias e dar um passo adiante.

Por isso, hoje eu quero que você escolha lutar. Quero que escolha ser responsável pelo que acontece com você para que a mudança possa acontecer por completo. Quero que tenha todo conhecimento possível em relação à responsabilidade do fisioterapeuta e assuma uma atitude ativa em seu tratamento. Essa é a chave que quero que você vire. Espero que esteja comigo!

CAPÍTULO 3
DEVEMOS SER MENOS ESPECIALISTAS E MAIS GENERALISTAS

Se olharmos para um passado não tão distante, algo como vinte anos atrás, vamos perceber que, antigamente, o modelo de tratamento era muito mais baseado em como os planos de saúde liberavam as sessões de tratamento e os exames de imagem. Com um convênio, o paciente que sentia uma dor no joelho, por exemplo, marcava uma consulta com o ortopedista e, chegando lá, o médico era responsável por decidir qual seria o tipo de tratamento adequado. Se seria necessário seguir com uma conduta medicamentosa, fazer um exame específico, cirurgia ou encaminhamento para a fisioterapia.

Se essa última conduta era indicada, o médico precisava entregar uma guia solicitando a fisioterapia para uma região específica do corpo: ombro, joelho esquerdo/direito, quadril, lombar etc. O paciente que estava com dor no joelho esquerdo era encaminhado para a fisioterapia com uma guia de tratamento específica para este lado do joelho. Ponto-final. Se esse paciente chegasse à minha clínica e falasse que a sua dor no joelho estava aparecendo também do lado direito, ele precisaria de uma nova guia para a fisioterapia. Se a dor era no joelho e no ombro, guias diferentes eram necessárias para que o profissional pudesse atuar nessas áreas.

Essa dinâmica, apesar de não acontecer nos atendimentos particulares, ainda está presente nos tratamentos, e essas divisões criaram uma cultura muito forte dentro da cabeça das pessoas de que elas são tratadas apenas por regiões. Como se nosso corpo fosse dividido em partes separadas que não funcionam conectadas umas às outras.

Paralelamente a esse fator, as especializações também acabaram transformando a maneira como as doenças e as dores são tratadas. O médico, após finalizar a faculdade de Medicina, busca uma residência. Ele pode ser dermatologista, ortopedista, oftalmologista e atuar em tantas outras áreas. Dentro delas, ainda existem muitas outras especializações. Por exemplo, o ortopedista pode ser especialista em coluna ou joelho. Essa dinâmica, portanto, acompanhou a Fisioterapia lado a lado. Muitos fisioterapeutas se especializaram em determinadas articulações, e isso gerou tratamentos específicos por patologias e região.

Em contrapartida, isso não significa que um especialista deva tratar apenas uma área. Sabe por quê? Esse profissional até pode ser especialista em ombro, mas, muitas vezes, para tratar uma dor no ombro, é necessário avaliar e tratar outras áreas do corpo, como a coluna cervical.

Por isso, precisamos começar a abrir um pouco mais a mente em relação ao conceito de especialidade. Precisamos ser menos especialistas e mais generalistas. Por mais especialista que um profissional seja em tratar a coluna vertebral ou uma hérnia de disco, por exemplo, ele terá em alguns momentos que avaliar o joelho, o tornozelo ou o quadril. Essa mesma lógica acontece comigo. Apesar de ter atendido milhares de pacientes com hérnia de disco lombar, o tratamento dessas pessoas envolveu outras áreas também, como tornozelo, quadril, ombro, coluna torácica etc., para promover uma melhora completa do quadro.

Entender isso é entender que o tratamento não é feito por *região*. Ele precisa ser voltado para o *paciente*. Esse é o elo mais importante entre o problema e a solução. Existem contextos em que uma dor específica está correlacionada a outras regiões do corpo, assim como a ciência explica a interdependência regional. Para que você entenda com profundidade esse conceito, vamos imaginar uma caminhada.

Para caminhar, precisamos, entre outras partes do corpo, do tornozelo, do joelho, do quadril, da coluna... Assim, para caminhar, se eu estiver com dor no tornozelo, provavelmente vou mancar. Se estiver com dor no joelho, provavelmente vou mancar. Se estiver com dor no quadril, também é possível que eu faça esse movimento para compensar a dor. Portanto, a interdependência regional diz respeito a analisar um movimento funcional e entender que existem várias articulações relacionadas a esse movimento para que ele seja realizado da melhor maneira possível. E se uma dessas articulações estiver em desequilíbrio, gerando algum tipo de dor para o indivíduo, o movimento como um todo será dificultado.

Justamente por esse motivo, não adianta querer tratar uma região isolada. Uma região, muitas vezes, depende de várias outras. Se uma articulação não está funcionando da melhor maneira possível, ela pode sobrecarregar outras. Ou seja, se uma pessoa está mancando por uma disfunção no tornozelo, é bem provável que em breve essa pessoa também sinta dor na coluna lombar. Por quê? A interdependência regional explica que a coluna desse indivíduo pode ser sobrecarregada com o movimento mal-adaptativo.

Esse é o principal fator pelo qual eu insisto tanto no olhar 360° para o indivíduo. Também é por esse motivo que falo tanto sobre a multifatoriedade da dor crônica. Em todas as minhas turmas de pós-graduação e formações, mas também para todos os meus pacientes, sempre reforço a importância de tratar o paciente com dor crônica como uma pessoa, não como uma doença. Depois de vinte anos de prática clínica e tendo atendido milhares de pacientes com queixa de dor crônica, depois de ter pesquisado por mais de quinze anos sobre esse assunto durante o meu mestrado e doutorado, cheguei à conclusão mais importante de todas, que é esta que estou trazendo aqui: quanto mais os profissionais viram especialistas, menos eles tratam *o paciente*. E precisamos quebrar esse ciclo.

ABORDAGEM ATIVA E PASSIVA

Depois de quebrar essa crença e mudar completamente a abordagem de tratamento pensando no paciente, existe outro ponto importantíssimo sobre o qual precisamos falar: existe um tratamento adequado para a dor aguda, aquela que pode se estender por até três meses, e para a dor crônica, que são aquelas que duram mais de três meses. Em termos gerais, esse tratamento pode ser *ativo* ou *passivo*. Você sabe a diferença entre eles?

Abordagens de tratamento *passivas* são aquelas em que temos, por exemplo, as terapias manuais. Podem ser técnicas articulares, que são feitas nas articulações, ou musculares, que são aplicadas nos músculos. Abordagens passivas podem ser lasers, ultrassons ou eletroterapia, que é a utilização de estimulação elétrica para tratamento. Todas as técnicas utilizadas na abordagem passiva são aquelas em que o paciente é passivo em relação ao tratamento, isto é, ele recebe o tratamento e não precisa fazer "nada". Em uma aplicação de laser, por exemplo, o paciente ficará posicionado na maca e receberá o tratamento, sem precisar fazer nenhum tipo de esforço físico.

Já a abordagem *ativa* é aquela em que o paciente precisa, necessariamente, fazer algo para que o tratamento aconteça. E essa abordagem vai desde etapas mais simples, como recuperar o movimento do corpo, até as mais avançadas, como a prática de um esporte ou de uma atividade física específica.

O que muitas pessoas não sabem, ou ignoram, é que, para tratar um paciente com dor crônica, é comprovado que as abordagens passivas são insuficientes. As abordagens ativas são *indispensáveis*.[12] Vou reforçar: não tem como fugir. Quem sofre com algum tipo de dor crônica *precisa* se movimentar, precisa praticar atividade física regular. A recomendação é que o indivíduo faça 150 minutos de atividade física moderada e pelo menos dois dias de fortalecimento por semana para melhorar a sua condição.[13]

Por isso, quando um paciente chega à minha clínica com dor crônica incapacitante, eu posso utilizar abordagens passivas como forma de tratamento imediato da dor, e técnicas de terapia manual que geram alívio nesse primeiro momento, ajudando o paciente a realizar a

---

[12] GENEEN, L. J. *et al*. Physical Activity and Exercise for Chronic Pain in Adults: An Overview of Cochrane Reviews. *The Cochrane Database of Systematic Reviews*, v. 2020, n. 2, 2017. Disponível em: https://pubmed.ncbi.nlm.nih.gov/28436583/. Acesso em: 28 jun. 2024.

[13] SLUKA, K. A. *et al*. Exercise-induced Pain and Analgesia? Underlying Mechanisms and Clinical Translation. *Pain*, v. 159, n. 1, p. S91–S97, 2018. Disponível em: https://pubmed.ncbi.nlm.nih.gov/30113953/. Acesso em: 28 jun. 2024.

atividade física. O que eu não posso, entretanto, é fazer o exercício por ele. Se ele não aderir à prática de exercícios, não chegará aonde quero que chegue, que é uma melhora considerável da dor e o retorno às atividades que ele deixou de fazer.

Nesse caso, o dilema muitas vezes é: o paciente tem uma dor crônica muito forte, e ele pensa que se fizer exercício piorará a dor, assim como comentamos anteriormente. A resposta? Muitas vezes, o exercício pode gerar desconforto ou até aumentar a dor, mas apenas em um primeiro momento. E isso é completamente normal. Quando uma pessoa sedentária, sem nenhum tipo de dor, passa a praticar atividade física, começa a frequentar a academia, ela sente dor muscular. Isso acontece porque os músculos não estão acostumados com aqueles estímulos e precisam reagir. No dia seguinte, é comum sentir dor, e isso pode durar o período de adaptação daquele movimento. Mas quando a atividade física é dosada e progressiva, principalmente considerando os pacientes com dor crônica, a melhora é tão expressiva que não tem preço que pague essa sensação de bem-estar.

Isso acontece porque o exercício físico tem poder analgésico.[14] Isso não significa que você começará hoje a praticar atividade física cinco vezes na semana. É algo que acontecerá devagar, aos poucos, e o seu corpo irá se adaptar a ela. E vou além: se você já está com essa dor há mais de três meses, muitas vezes sofrendo com ela há anos, sentir dor após praticar uma atividade física pode representar o mesmo processo que você já vive há tanto

---

[14] *Idem.*

tempo. Mas agora com uma alteração importante: você está caminhando em direção a algo que vai ajudar no seu processo de bem-estar.

Sair da zona de conforto e do sedentarismo é, portanto, uma das partes mais importantes do tratamento. É preciso se expor a novas atividades, mudar os hábitos, fazer algo diferente do que tem feito até agora. Com o tempo, a diferença aparecerá. E garanto que ela valerá muito a pena. Vamos imaginar que 0 (zero) seria você sem dor e 10 (dez) seria a pior dor que você já sentiu na vida. Se você inicia um exercício com dor nível 7, depois de duas semanas de atividade física, é possível que a sua dor baixe para 5. Depois de mais algumas semanas, é possível que baixe para 3. Percebe qual é a lógica? A analgesia que o exercício físico proporciona é gradual, porém, é necessário que ele esteja presente para que o seu corpo reaja.

Contudo, deixar de ser sedentário precisa ser algo gradual, não pode ser afobado, do contrário você gastará as suas fichas em algo que não trará os resultados desejados. Combinado? Falarei com mais detalhes sobre este tema no capítulo 7, mas quero que você já comece a entender o poder da mudança de comportamento. Saber sobre isso é fundamental para avançarmos.

É HORA DE PARAR O ALARME ENSURDECEDOR

Para fecharmos este tema, quero apresentar uma analogia que funciona muito bem para pacientes com algum tipo de dor crônica. Costumo falar que esses pacientes têm um alarme dentro do próprio corpo. Porém, em vez de ser um alarme comum, funcional, que dispara nos momentos adequados, temos um alarme que está disparando o tempo inteiro, a todo momento. Cada hora, minuto e segundo temos esse alarme disparado, e o som dele é ensurdecedor. Não é possível fazer mais nada com o alarme disparado.

O paciente, por sua vez, corre de um lado para o outro para desligar esse alarme. Ele procura os mais variados tipos de tratamento ineficazes que, muitas vezes, só pioram o volume do alarme e fazem com que ele dispare ainda mais alto, mas não consegue desligá-lo. Aperta o botão e nada acontece. O alarme continua ali, gritando e fazendo com que essa pessoa fique completamente desorientada. E quanto mais cronificada essa dor estiver, mais difícil será desligar o alarme.

O paciente com dor crônica muitas vezes sofre tanto que parece que tudo o que ele faz piora a dor e faz disparar seu alarme. Ficar parado? Piora a dor. Trabalhar? Mais ainda. Andar? Nem tem como mensurar. Deitar, levantar, caminhar, respirar, viver... Nada disso é possível sem sentir dor. Mas por que isso acontece?

É como se esse sistema de alarme estivesse sobrecarregado. Por isso precisamos fazer coisas que, aos poucos, façam com que esse barulho fique mais fraco. Mais baixo. Precisamos encontrar meios de "gastar a bateria" desse alarme para que o som vá diminuindo gradativamente e a gente possa encontrar o silêncio, o bem-estar. E existem práticas que podem ajudar a abafar esse som, minimizando a sensação de dor. Dentro da enorme gama de possibilidades, no longo prazo, as abordagens ativas são muito mais eficazes do que as passivas.

Sei que é muito mais fácil pensar em tomar um medicamento para aliviar a dor. Muito mais fácil ir até uma clínica procurando algum aparelho que vai fazer com que você se sinta melhor. Ou até mesmo receber uma massagem no local. Isso até pode melhorar a sua dor por algum tempo. O alívio pode acontecer, mas garanto que mudar os hábitos do dia a dia são os passos mais importantes dessa jornada. Sabe por quê?

É possível que ninguém tenha contado isso para você, mas o cérebro de pessoas com dor crônica é "viciado" em sentir dor.[15] Ele está acostumado com a sensação. Ele está vivendo por tanto tempo com aquela informação, que nem sabe mais o que é viver sem sentir dor.

Além disso, o cérebro sofre com essa cronicidade. Segundo um estudo feito na *Journal of Neuroscience*,[16] a massa cinzenta do cérebro diminui em pacientes com dor crônica. Isso mesmo que você leu. A massa cinzenta do seu cérebro pode *diminuir* de tanto sentir dor. É como se fosse uma atrofia. É muito triste pensar nisso, mas também é muito reconfortante saber que o contrário também é válido. Estudos mostram que pessoas que praticam mindfulness, por exemplo, recuperam a massa cinzenta do cérebro e conseguem viver de modo mais saudável.[17]

---

[15] MOSELEY, G. L. *et al*. Beyond Nociception: The Imprecision Hypothesis of Chronic Pain. **Pain**, v. 156, n. 1, p. 35-38, 2015. Disponível em: https://pubmed.ncbi.nlm.nih.gov/25599298/. Acesso em: 28 jun. 2024.

[16] RODRIGUEZ-RAECKE, R. *et al*. Brain Gray Matter Decrease in Chronic Pain is the Consequence and Not The Cause of Pain. **The Journal of Neuroscience: The Official Journal of the Society for Neuroscience**, v. 29, n. 44, p. 13746-13750, 2009. Disponível em: https://pubmed.ncbi.nlm.nih.gov/19889986/. Acesso em: 28 jun. 2024.

[17] PERNET, C. R. *et al*. Mindfulness Related Changes in Grey Matter: A Systematic Review and Meta-analysis. **Brain Imaging and Behavior**, v. 15, n. 5, p. 2720-2730, 2021. Disponível em: https://pubmed.ncbi.nlm.nih.gov/33624219/. Acesso em: 28 jun. 2024.

Para mudar essa dinâmica, portanto, precisamos trabalhar a dessensibilização, fazer com que o cérebro volte a ser saudável, melhorando os pilares de saúde necessários para que a abordagem ativa cumpra seu papel. Precisamos sair da zona de estagnação e fazer algo diferente daquilo que estamos fazendo. Precisamos olhar para o sono, o estresse, a alimentação e a atividade física, que são todos os temas de que falaremos a partir de agora com mais detalhes.

Precisamos olhar para a conexão corpo-cérebro de modo mais empático, entendendo que somos um só e tudo está correlacionado. Preciso deixar o meu cérebro mais saudável para que o meu corpo fique também. Isso acontece porque a dor é um produto do cérebro. Não tem como sentir dor no joelho, por exemplo, sem que essa informação seja produzida pelo cérebro.[18] Do mesmo modo, não tem como pensar em dor crônica sem pensar em cuidar do cérebro.

Resumindo, não podemos pensar em um tratamento para dor crônica sem pensar em um tratamento que englobe corpo e mente. Não podemos pensar em um tratamento para uma região isolada. Não podemos pensar em sermos especialistas e olharmos apenas para a área afetada. Precisamos ser mais generalistas e olhar para o todo. É preciso unificar, entender que a dor começa a melhorar quando mudamos nossa maneira de pensar em relação a esses temas. O sucesso do tratamento começa com essa clareza.

---

[18] RAJA, S. N. *et al. op. cit.*

Por esse motivo, a partir de agora falaremos em detalhes sobre os passos que precisam ser dados para que o tratamento seja mais efetivo, começando pela conexão entre dor e alterações no exame de imagem. Será que toda hérnia de disco causa dor? Será que toda pessoa que tem dor na lombar tem hérnia de disco? É disso que falaremos no próximo capítulo.

CAPÍTULO 4
DEU ALTERAÇÃO NO MEU EXAME DE IMAGEM, ESSA É A CAUSA DA MINHA DOR?

Em geral, quando o paciente procura a fisioterapia, já está com algum tipo de dor há algum tempo. Já está cansado de algumas tentativas ineficazes e precisa de ajuda. Esse paciente precisa de tratamento. Apesar dessa ideia ser completamente verdadeira, é um fato também que muitas vezes pode ser contraintuitivo o nível de gravidade do problema e a dor relatada na consulta. Ou seja, nem sempre a dor que o paciente verbaliza condiz com o problema que ele tem. Você deve estar se perguntando como isso é possível, e quero responder contando sobre uma mulher que recebi em meu consultório há alguns anos.

Não me lembro exatamente de qual era a sua idade, mas estava entre os 50 e 60 anos, e chegou com um processo de desgaste natural do envelhecimento na coluna e uma ressonância que evidenciava uma comorbidade chamada espondilolistese, que nada mais é do que um alteração que acontece em uma vértebra que "desliza" para a frente, como se ela não estivesse encaixada no alinhamento correto da coluna. Essa paciente chegou caminhando normalmente, entrou no consultório, sentou-se na cadeira e contou sua história. Fez os movimentos normalmente e não tinha nenhum aspecto físico que indicava incapacidade.

Quando olhei seu exame, fiquei muito surpresa. A ressonância mostrava uma espondilolistese com grau avançado, grau 3, que facilmente poderia gerar um desconforto intenso em qualquer pessoa. Perguntei como ela se sentia, e ela respondeu que tinha apenas uma pequena dor local. Em um primeiro exame rápido que fiz nela, percebi que a dor que ela sentia era muito menor do que outros pacientes que eu já tinha visto com o mesmo quadro e grau de escorregamento da vértebra inferior.

Como isso é possível? Qual é a relação entre dor e diagnóstico? Entre exame de imagem e dor? Será que toda dor está relacionada a uma lesão? Será que toda pessoa com lesão sente dor? Ou será que a dor pode estar em uma esfera um pouco diferente e que muitas vezes é ignorada por pacientes e profissionais da saúde? São muitas perguntas. Muitas questões que precisamos responder para que você entenda exatamente o ponto que quero apresentar aqui. Para iniciarmos, o primeiro passo é distinguir dor e lesão.

UM HOMEM, UM PREGO E UMA BOTA

Em 1995, foi publicada uma situação muito interessante. Um homem estava trabalhando e pisou em um prego. De bota, sentiu o objeto perfurar o sapato e correu para o hospital com muita dor. Chegou ao pronto-socorro, foi atendido, medicado e a dor não melhorava. Por causa das constantes reclamações da intensidade da dor, os profissionais do hospital decidiram tirar a bota do homem para ver o nível da lesão que o prego havia feito no seu pé, mas, quando retiraram a bota, viram que o prego estava entre os seus dedos. Não havia machucado nenhum tecido, perfurado a carne nem nada do tipo. Olhando para o seu pé e percebendo que não existia nenhum machucado ali, o homem parou imediatamente de sentir dor.[19]

---

[19] FISHER, J. P. et al. Minerva. The BMJ, v. 310, n. 6971, p. 70, 1995. Disponível em: https://www.bmj.com/content/310/6971/70. Acesso em: 28 jun. 2024.

Dor é sinônimo de sobrevivência, e, como vimos anteriormente, ela é um produto do cérebro que envia uma mensagem de *proteção*. A dor desse homem estava conectada diretamente ao *medo* que sentia da possível lesão. Como consequência, o corpo criou um circuito específico e bombardeou o cérebro que, consequentemente, enviou uma mensagem de dor intensa. Ou seja, enviar uma mensagem para o cérebro, mostrando que você corre perigo está diretamente relacionado à resposta do cérebro mandando uma mensagem para que você se proteja – e sinta dor.

A partir desse momento, muitas ideias que tomávamos como "certas" no passado passaram a ser questionadas. Será que era preciso mesmo ter uma lesão para sentir dor? Será que toda lesão gera dor? Será que o ambiente influencia o nível de intensidade da dor?

Para esta última pergunta, a partir de uma reflexão rápida já conseguimos imaginar que, sim, o ambiente influencia, e muito. Basta imaginar uma das muitas histórias de pessoas lutando na guerra e tendo que lidar com ferimentos gravíssimos para sobreviver. Ali, no momento de vida ou morte, é possível que o ambiente influencie a sua mente para que você deixe tudo de lado (principalmente a dor) e apenas se proteja.[20]

Ao tentar entender qual é o grau de interdependência entre a *dor* e a *lesão*, um estudo feito pelo *American Journal of Neuroradiology* analisou as imagens de ressonâncias

---

[20] BEECHER, H. K. Pain in Men Wounded in Battle. **Annals of Surgery**, v. 123, n. 1, p. 96-105, 1946. Disponível em: https://www.ncbi.nlm.nih.gov/pmc/articles/PMC1803463/pdf/annsurg01382-0108.pdf. Acesso em: 28 jun. 2024.

de coluna de mais de 3 mil pessoas assintomáticas entre 20 e 80 anos. Eram pessoas que não apresentavam nenhum tipo de dor ou queixa. Como expectativa comum, o que se esperava era que esses exames também não apresentassem nenhum tipo de alteração, uma vez que os indivíduos afirmavam não sentir dor. O que geralmente pensamos é: sem dor, sem lesão; com dor, com lesão.

Mas, contrariando essa lógica, o resultado foi o oposto. Para a faixa etária de 20 anos, a degeneração dos discos apareceu em 37% dos indivíduos e a protrusão discal 29%. Já para aqueles que estavam na faixa etária dos 80 anos, a degeneração dos discos apareceu em 96% dos indivíduos e a protrusão discal 43%.[21]

Outro estudo, chamado "Prevalence of Abnormal Findings in 230 Knees of Asymptomatic Adults Using 3.0 T MRI" [Prevalência de achados anormais em 230 joelhos de adultos assintomáticos usando ressonância magnética de 3,0 T], analisou 230 joelhos de 115 pacientes sedentários e assintomáticos com média de idade de 44 anos em um grupo composto por 51 homens e 64 mulheres. O resultado foi que a ressonância magnética demonstrou alteração em 97% dos joelhos, variando entre rupturas meniscais, anormalidades da cartilagem da articulação femoropatelar e outras lesões em geral.[22]

---

[21] BRINJIKJI, W. *et al*. Systematic Literature Review of Imaging Features of Spinal Degeneration in Asymptomatic Populations. **American Journal of Neuroradiology**, v. 36, n. 4, p. 811-816, 2015. Disponível em: https://pubmed.ncbi.nlm.nih.gov/25430861/. Acesso em: 28 jun. 2024.

[22] HORGA, L. M. *et al*. Prevalence of Abnormal Findings in 230 Knees of Asymptomatic Adults Using 3.0 T MRI. **Skeletal Radiology**, v. 49, n. 7, p. 1099-1107, 2020. Disponível em: https://pubmed.ncbi.nlm.nih.gov/32060622/. Acesso em: 28 jun. 2024.

Por fim, um último estudo chamado "Shoulder Pathology on Magnetic Resonance Imaging in Asymptomatic Elite-Level Rock Climber" [Patologia do ombro em ressonância magnética em escaladores de alto nível assintomáticos] analisou os achados anormais em ressonância do ombro de cinquenta escaladores de elite e assintomáticos. Como resultado dessas pessoas que não sentiam nenhum tipo de dor em nenhum dos ombros, 80% apresentaram tendinopatia do manguito rotador, 79% bursite subacromial, 73% tendinite bicipital e 69% uma discreta lesão labral.[23]

Sendo assim, qual é a conclusão que podemos tirar a partir de tudo isso?

- Não sentir dor não significa não ter lesão.
- Nem toda lesão causa dor.
- Nem toda dor pode representar uma lesão.
- Uma lesão não precisa, necessariamente, gerar dor.
- Para ter dor, não precisa existir uma lesão.

Você está acompanhando a linha de raciocínio até aqui? Pacientes e profissionais da saúde, assim como fisioterapeutas, precisam entender isso de uma vez por todas. Muitas vezes, enquanto estou ensinando nos módulos da minha pós-graduação e apresento esses dados, escuto dos alunos que eles sentem que precisam atualizar tudo o que achavam que era verdade até então. É uma

---

[23] COOPER, J. D. *et al*. Shoulder Pathology on Magnetic Resonance Imaging in Asymptomatic Elite-level Rock Climbers. **Orthopaedic Journal of Sports Medicine**, v. 10, n. 2, p. 232596712110731, 2022. Disponível em: www.ncbi.nlm.nih.gov/pmc/articles/PMC8842184/. Acesso em: 28 jun. 2024.

lógica comum associar *dor* e *lesão*, para pacientes e profissionais. Mas isso não é verdade.

A dor é uma experiência sensorial e emocional, depende do fator exclusivo da individualidade do paciente. Se você está em um ambiente seguro, você se sente de uma maneira. Se está em um ambiente de conflito e vivendo situações difíceis, se comportará de outro jeito. O estado de alerta faz com que o cérebro envie mais sinais de dor, assim como expliquei na analogia do alarme no capítulo anterior. E tudo influenciará a dor.

Quando a ciência finalmente comprovou que a dor não está conectada com a lesão, muitas coisas precisaram mudar e ser atualizadas. Atualmente, o pedido do exame de imagem para dores na coluna já não possui mais conduta primária em urgência e emergência nos hospitais. Ou seja, se você está com dor lombar e vai ao hospital, a probabilidade maior é que o médico não peça uma ressonância para você. Por quê? É negligência? Não. Pelo contrário. É cuidado!

Muitas pessoas, ao receberem o diagnóstico desse exame com uma hérnia de disco, por exemplo, simplesmente passavam a atribuir esse quadro à dor, dificultando completamente o tratamento. Se apareceu hérnia no exame, a minha dor está relacionada com isso e sinto muita dor por causa da hérnia. A hérnia pode causar dor? Sim, mas não necessariamente a dor desse paciente terá isso como causa principal. Entende aonde quero chegar?

Enquanto continuarmos achando que a dor está relacionada à lesão, é muito difícil melhorar. Muito complicado tratar. Existem muitas outras doenças em que a pessoa tem dor e nada aparece no exame de imagem, assim como em pacientes com fibromialgia, algo que expliquei no capítulo 1.

Além de tudo isso, esses diagnósticos "fatais" acabam gerando o que chamamos de catastrofização, que acontece quando a pessoa cria um pensamento catastrófico e sente que a doença é o pior diagnóstico do mundo. Se ela tem uma hérnia de disco, ela acha que a coluna é frágil, que não aguentará os movimentos do dia a dia, que não poderá fazer mais nada por conta desse quadro. Assim, a catastrofização nada mais é do que: ao receber o diagnóstico, só conseguir enxergar um desastre e nenhuma solução.

O diagnóstico de um exame de imagem pode não estar relacionado à dor que você sente hoje. Alterações em exames nem sempre são diagnósticos fatais sobre algo que está acontecendo. Portanto, em vez de gastarmos tempo, disposição e dinheiro com inúmeros exames sem necessidade, deveríamos estar muito mais preocupados em encontrar tratamentos eficazes para o que está nos incomodando.

O que o paciente pensa: *Se tenho hérnia de disco, não posso mais abaixar em determinada posição, não posso mais correr, ir à academia nem fazer outros movimentos específicos, porque isso vai piorar o meu caso. Se tenho uma degeneração no joelho, não posso mais jogar futebol, beach tennis, fazer caminhada e outros exercícios que representem impacto. Se tenho artrose no quadril, não posso mais praticar determinada atividade porque isso piora a minha condição.* Como realmente é: você pode fazer tudo, contanto que faça algo de que gosta, aos poucos, e com acompanhamento e orientações adequadas. Chega dessas mentiras e de pensamentos catastróficos.

Hoje, não existe "o melhor exercício" para dor crônica. O melhor exercício é aquele que a pessoa *faz e gosta*. Pode ser corrida, crossfit, beach tennis, vôlei, treino de força, caminhada, pilates, tênis, natação e todos os outros. O que importa é praticar uma atividade física e gostar do que está fazendo. Você precisa sentir prazer! É isso que importa.

Assim, para fecharmos, quero propor um exercício[24] de reflexão que costumo fazer com meus pacientes. Separe um tempo e responda às perguntas a seguir com sinceridade e coração aberto.

EXERCÍCIO

Em uma escala de 0 a 10, em que 0 é "discordo completamente" e 10 é "concordo completamente", responda às perguntas a seguir.

1. Sou uma pessoa ansiosa.

0	1	2	3	4	5	6	7	8	9	10

2. Sinto-me socialmente isolado.

0	1	2	3	4	5	6	7	8	9	10

3. Quando sinto dor, é terrível e acho que nunca vou melhorar.

0	1	2	3	4	5	6	7	8	9	10

---

[24] KENT, P. *et al.* The Concurrent Validity of Brief Screening Questions for Anxiety, Depression, Social Isolation, Catastrophization, and Fear of Movement in People With Low Back Pain. **The Clinical Journal of Pain**, v. 30, n. 6, p. 479-489, 2014. Disponível em: https://pubmed.ncbi.nlm.nih.gov/24281277/. Acesso em: 28 jun. 2024.

4. Durante o último mês, me senti triste, deprimido ou experienciei uma sensação de desesperança.

0	1	2	3	4	5	6	7	8	9	10

5. Durante o último mês, me senti com pouco interesse em fazer as coisas.

0	1	2	3	4	5	6	7	8	9	10

6. A atividade física pode prejudicar as minhas costas.

0	1	2	3	4	5	6	7	8	9	10

7. Sinto-me muito estressado.

0	1	2	3	4	5	6	7	8	9	10

8. Você teve algum problema para dormir no último mês?

    (0) Não.

    (1) Um pouco.

    (2) Alguns.

    (3) Muitos; problemas sérios.

Com essas respostas, quero propor uma análise: para respostas acima de 7 e a partir de tudo o que vimos até aqui, quanto você acha que esses fatores estão influenciando no nível da dor e do problema que você tem? Quão disposto está a mudar? Pense nisso. Chegou a hora de darmos o próximo passo. Aqui, aprendemos a relação entre o exame de imagem e a dor. No capítulo seguinte explicarei exatamente o que é a dor e alguns mitos que estão relacionados a ela.

CAPÍTULO 5
AFINAL, O QUE É EXATAMENTE A DOR? MITOS QUE PODEM MELHORAR OU PIORAR A DOR

Afinal, o que é dor? Com certeza está relacionada a uma sensação desagradável, mas qual é a definição oficial para essa experiência que está presente na vida de tantas pessoas? Segundo a International Association for the Study of Pain (Associação Internacional para o Estudo da Dor), a dor é definida da seguinte maneira: "É uma experiência sensorial e emocional desagradável, associada a uma lesão tecidual real ou potencial".[25]

Ainda seguindo essa definição, eles colocam algumas explicações que tomo a liberdade de traduzir para que possamos discorrer sobre elas.

- A dor é sempre uma experiência pessoal, influenciada em graus variados por fatores biológicos, psicológicos e sociais.
- Dor e nocicepção[26] são fenômenos diferentes. A dor não pode ser determinada exclusivamente pela atividade dos neurônios sensoriais.
- Através de suas experiências de vida, os indivíduos aprendem o conceito de dor.
- O relato de uma pessoa sobre uma experiência de dor deve ser respeitado.
- Embora a dor geralmente desempenhe papel adaptativo, ela pode ter efeitos adversos na função e no bem-estar social e psicológico.

---

[25] IASP Announces Revised Definition of Pain. IASP, 16 jul. 2020. Disponível em: https://www.iasp-pain.org/publications/iasp-news/iasp-announces-revised-definition-of-pain/. Acesso em: 8 abr. 2024.

[26] Nocicepção é o sinal que chega ao sistema nervoso central pela ativação dos receptores sensoriais especializados, conhecidos como nociceptores, fornecendo dados sobre o dano de tecidos. (N. A.)

- A descrição verbal é apenas um dos vários comportamentos para expressar a dor; a incapacidade de comunicar não nega a possibilidade de um ser humano ou um animal sentir dor.[27]

Quando falamos sobre dor crônica, portanto, existe o que chamamos de educação em dor, que nada mais é do que entender o que é a dor para trazer à consciência esse acontecimento e potencializar o tratamento. Dor não é lesão, é um estado em que o cérebro interpreta as informações e age de acordo com essa interpretação. E quando falamos que dor é uma experiência sensorial e emocional desagradável, estamos nos referindo ao incômodo que ela gera no indivíduo. É associada a uma lesão ou semelhante a ela, e pode ter dano tecidual real ou potencial.

Por isso, sempre digo que não podemos separar a dor física e emocional. Uma pessoa que vive a experiência do luto, por exemplo, vai sofrer, chorar, e essa experiência desagradável faz o cérebro mandar informações de contração muscular e, consequentemente, a dor como forma de proteção. Essa dor é considerada psicológica? Não. Porque toda dor é associada a uma experiência sensorial e emocional desagradável. Isso acontece porque cérebro e corpo, assim como vimos, estão completamente relacionados e funcionam juntos.

Vamos imaginar uma pessoa que teve um problema grave na lombar e fica com uma memória do que aconteceu para que essa dor aparecesse. Ela sente medo de fazer o mesmo movimento e provocar um novo episódio de dor.

---

[27] IASP Announces Revised Definition of Pain. *op. cit.*

O mesmo acontece para problemas no joelho, no quadril, na cervical etc. São eventos específicos que acontecem e criam memórias da sensação desagradável e podem gerar medo do movimento, dificultando o tratamento.

Por isso, o primeiro ponto que precisamos entender é: não existe apenas dor psicológica ou psicossomática pelo simples fato de que todas as dores vão integrar parte física e emocional. Por isso, toda dor é real, assim como falamos no início deste livro.

Seguindo essa linha de raciocínio, a partir do momento que entendemos o que é a dor e qual é a sua definição, vamos para outra etapa importante: quais são os tipos de dor e o que cada um representa.

Você sabe as diferenças?

1. **Dor nociceptiva:** relacionada aos tecidos (músculo, tendão, articulação), com exceção dos nervos.
2. **Dor neuropática:** relação com o sistema nervoso central e periférico.
3. **Dor nocioplástica:** dor do tipo desproporcional sem lesão aparente.
4. **Dor mista:** ocorre uma sobreposição das anteriores.

Vou explicar de uma forma muito simples para você entender. A *dor nociceptiva* está relacionada a todos os nossos tecidos menos nervos periféricos e sistema nervoso central. Pode ser uma dor musculoesquelética, nos músculos, ligamentos, tendão, cartilagem, osso, ou até mesmo visceral, nos órgãos como estômago, intestino etc. Uma dor mecânica no pescoço, por exemplo, é uma dor nociceptiva mecânica. A dor relacionada à falta de circulação sanguínea em determinada região, como quando você fica muito tempo na mesma posição, é uma dor nociceptiva isquêmica, e, por fim, a dor provocada por inflamação é uma dor nociceptiva inflamatória.

Já a *dor neuropática* geralmente está relacionada aos nervos, ao sistema nervoso central ou periférico. Um exemplo é o acidente vascular cerebral, ou AVC, que é uma alteração no sistema nervoso central que causa a interrupção ou extravasamento do fornecimento de sangue ao cérebro. A radiculopatia também é uma dor neuropática que acontece quando uma hérnia de disco comprime o nervo ciático, por exemplo, e faz com que o paciente tenha diminuição de força ou de sensibilidade.[28]

Ainda temos a *dor nociplástica*, que acontece quando não conseguimos enquadrar o quadro de dor nem em neuropática nem em nociceptiva. Costuma ser mais difusa e difícil de ser localizada, um exemplo muito comum é a fibromialgia. Podemos citar também uma dor lombar inespecífica, ou seja, o paciente fez todos os exames e não tem nada ali, nenhuma lesão, mas ele continua sentindo dor desproporcional. Essa é uma dor nociplástica. Ela está relacionada à sensibilização central e gera amplificação da nocicepção, ou seja, uma informação que era pra ser normal para o cérebro pode ser interpretada como perigo e amplificada a produção da dor.[29]

Por último, a *dor mista* pode acontecer quando temos a sobreposição das três anteriores. É possível que uma

---

[28] COHEN, S. P. *et al*. Chronic Pain: An Update on Burden, Best Practices, and New Advances. **Lancet**, v. 397, n. 10289, p. 2082–2097, 2021. Disponível em: https://pubmed.ncbi.nlm.nih.gov/34062143/. Acesso em: 23 jun. 2024.

[29] KOSEK, E. *et al*. Do We Need a Third Mechanistic Descriptor for Chronic Pain States? **Pain**, v. 157, n. 7, p. 1382–1386, 2016. Disponível em: https://pubmed.ncbi.nlm.nih.gov/26835783/. Acesso em: 30 jun. 2024.

pessoa tenha dor do tipo nociceptiva, neuropática e nociplástica ao mesmo tempo, por isso ela é mista.

Para entender esses conceitos na prática, vamos imaginar uma pessoa saudável, porém sedentária. Um dia qualquer, ao fazer um movimento normal, ela sente uma pressão muito forte na coluna acompanhada de muita dor. Vai ao médico, faz os exames, mas nada aparece a não ser um desgaste natural dos discos da coluna. Muitas coisas estão acontecendo na sua vida, ela sente muita dor, o trabalho não vai bem e ela está muito ansiosa e estressada. A dor não vai embora. Seis meses depois, ela continua com dor. Não faz atividade física, está com medo de fazer vários movimentos e prejudicar ainda mais o problema e acaba postergando a procura da solução. Quando menos espera, a dor se transforma em algo maior. Essa pessoa já não consegue mais apontar exatamente onde a dor acontece, parece que espalhou, está com a coluna completamente travada, os movimentos são duros, o sono está prejudicado e a alimentação, precária. Esse quadro evoluiu para uma dor crônica pela falta de cuidado e existiu uma piora, tanto de intensidade da dor quanto de incapacidade.

No fim das contas, o que aconteceu foi: essa pessoa começou com uma dor nociceptiva, como uma tensão muscular aumentada, evoluindo para um quadro de cinesiofobia, o medo de realizar movimentos e hipervigilância, que é quando o paciente fica vigiando a dor o tempo todo, o que aumenta ainda mais a contração muscular de proteção. E o que isso tem a ver com a sua história? Tudo. Você precisa saber o que acontece com você. Precisa entender que você é o maior interessado em cuidar e melhorar esse quadro. Percebe como é importante? Ter clareza sobre isso é o passo que todos precisamos dar. Isso nos afasta da catastrofização, que comentei no capítulo anterior.

Quando instalado, esse quadro de catastrofização acaba levando para a *ruminação*, ou pensamento negativo exacerbado, *magnificação*, ou ampliação da magnitude da situação, e o *desamparo*, que é a sensação de incapacidade de controlar o que está acontecendo. E realmente não estamos no controle de muitas coisas, não tem como prever o futuro e precisamos aceitar isso. Mas precisamos nos apegar ao que sabemos que é real e ao que podemos fazer para melhorar isso. Não podemos ficar presos aos pensamentos caóticos que vão piorar o nosso quadro. E justamente por isso precisamos falar sobre dois conceitos importantes que podem estar prejudicando o seu tratamento.

DE ACEITADOR A ENFRENTADOR

Você provavelmente já ouviu falar sobre *placebo*, que acontece quando uma pessoa faz um tratamento específico para um problema e recebe um comprimido de farinha, por exemplo, mas acredita tanto que aquele tratamento dará certo que os resultados são positivos mesmo quando não há medicação de verdade. O placebo, portanto, é a potencialização dos efeitos benéficos de um tratamento mesmo quando o paciente não recebe tratamento algum. Funciona a partir da seguinte lógica: acredito tanto que algo me fará bem que aquilo realmente acontece.

Mas e o nocebo? Você conhece esse conceito?[30] Nós temos no conceito do *nocebo* o exato oposto do conceito do placebo. Acredito tanto que algo me fará mal que aquilo realmente acontece. Se você tem lombalgia, por exemplo, e acredita que o agachamento com barra livre na academia vai piorar a sua dor lombar, a partir do efeito do nocebo, ou seja, dessa expectativa negativa, é provável que aquilo aconteça. Como o seu cérebro acredita que aquele movimento pode ser prejudicial, ele se protege. A dor é produzida como forma de proteção para não se machucar, a grande questão é que essa proteção aconteceu através de um estímulo errado, já que aquele movimento não era prejudicial.

Assim, separei algumas crenças mais comuns que geram nocebos e que escuto de pacientes e coloquei algumas explicações e artigos que provam que esses mitos não são válidos.

1. **Quem tem problema na coluna não pode agachar dobrando as costas para a frente.**[31] Acreditar nisso fará o seu cérebro entender que esse movimento é um alerta. Como consequência, enviará uma mensagem para contrair a musculatura e a chance de lesão é maior.

---

[30] COLLOCA, L.; BARSKY, A. J. Placebo and Nocebo Effects. **The New England Journal of Medicine**, v. 382, n. 6, p. 554-561, 2020. Disponível em: https://pubmed.ncbi.nlm.nih.gov/32023375/. Acesso em: 30 jun. 2024.

[31] MAWSTON, G. et al. Flexed Lumbar Spine Postures Are Associated With Greater Strength and Efficiency Than Lordotic Postures During a Maximal Lift in Pain-free Individuals. **Gait & Posture**, v. 86, p. 245-250, 2021. Disponível em: https://pubmed.ncbi.nlm.nih.gov/33799053/. Acesso em: 30 jun. 2024.

2. **A minha dor não melhora porque a minha postura é péssima.**[32] Muito provavelmente você ouviu alguém falando que a má postura causa a dor, mas isso não é verdade, já existem estudos que mostram que a relação entre postura e dor não é real.
3. **Estou sentindo que a minha hérnia está piorando porque minha dor aumentou.**[33] Muitas pessoas, ao sentir dor na coluna, acham que esse é o indicativo de que a hérnia está piorando, mas já vimos que dor e lesão são fatores separados, por isso chega de alimentar esse nocebo. A intensidade da dor não é proporcional ao tamanho da lesão.
4. **Sinto que a minha coluna está mais fraca, minha dor piorou.**[34] Quando a dor piora, em geral a pessoa acaba ficando mais incapaz, e isso pode passar a sensação errada de que a coluna está ficando mais fraca. Isso não é verdade, afinal de contas, fisioculturistas também têm dor lombar, não é? Então é preciso entender que a piora da dor não tem relação direta com a piora do quadro.

---

[32] GUO, G. M. *et al*. Cervical Lordosis in Asymptomatic Individuals: A Meta-analysis. **Journal of Orthopaedic Surgery and Research**, v. 13, n. 1, p. 147, 2018. Disponível em: https://www.ncbi.nlm.nih.gov/pmc/articles/PMC6003173/. Acesso em: 30 jun. 2024.

[33] NAKASHIMA, H. *et al*. Abnormal Findings on Magnetic Resonance Images of The Cervical Spines in 1211 Asymptomatic Subjects. **Spine**, v. 40, n. 6, p. 392–398, 2015. Disponível em: https://pubmed.ncbi.nlm.nih.gov/25584950/. Acesso em: 30 jun. 2024.
BRINJIKJI, W. *et al*. MRI Findings of Disc Degeneration are More Prevalent in Adults With Low Back Pain Than in Asymptomatic Controls: A Systematic Review and Meta-analysis. **American Journal of Neuroradiology**, v. 36, n. 12, p. 2394–2399, 2015. Disponível em: https://pubmed.ncbi.nlm.nih.gov/26359154/. Acesso em: 30 jun. 2024.

[34] RAJA, S. N. *et al*. *op. cit*.

5. **Não posso levantar peso porque a minha coluna não aguenta.**[35] A sua coluna aguenta muitas coisas, ela não é fraca, ela sustenta o seu corpo todo. Talvez você não consiga pegar determinado peso agora porque não tem o condicionamento adequado, ou seja, "protegeu" tanto a sua coluna que ela realmente não tem força para fazer isso, contudo, isso não significa que você não conseguirá a partir do tratamento adequado.
6. **A sua postura é assimétrica e a sua dor é causada pela hiperlordose.**[36] Essa é uma frase que já escutei alguns fisioterapeutas falando, gerando nocebos (crenças negativas) em pacientes. Hoje, já sabemos que o tratamento da dor não é baseado no tratamento da postura, então precisamos acabar com essa crença.
7. **Você tem uma vértebra rodada que está fora do lugar.**[37] Nesse caso, o paciente acredita que a causa da dor é a vértebra rodada e que enquanto esse quadro não for revertido por uma técnica de manipulação, a dor não melhorará. Entretanto, a ciência já provou que não tem diferença entre fazer uma

---

[35] SARACENI, N. *et al.* To Flex or Not to Flex? Is There a Relationship Between Lumbar Spine Flexion During Lifting and Low Back Pain? A Systematic Review With Meta-analysis. **The Journal of Orthopaedic and Sports Physical Therapy**, v. 50, n. 3, p. 121-130, 2020. Disponível em: https://pubmed.ncbi.nlm.nih.gov/31775556/. Acesso em: 30 jun. 2024.

[36] GUO, G. M. *et al. op. cit.*

[37] OLIVEIRA, R. F. *et al.* Immediate Effects of Region-specific and Nonregion-specific Spinal Manipulative Therapy in Patients With Chronic Low Back Pain: A Randomized Controlled Trial. **Physical Therapy**, v. 93, n. 6, p. 748-756, 2013. Disponível em: https://pubmed.ncbi.nlm.nih.gov/23431209/. Acesso em: 30 jun. 2024.

técnica na vértebra rodada ou em outra região, a dor pode melhorar do mesmo jeito.
8. **Ficar digitando no celular com o pescoço dobrado causa dor cervical.**[38] Existem pesquisas que mostram que utilizar o celular com a cervical flexionada não tem relação com a causa da dor no pescoço. Então chega de falar isso!
9. **Se não dormir na posição certa você vai piorar a sua dor.**[39] Pesquisas mostram que mais importante do que ficar a noite inteira preocupado com a posição e alinhamento da coluna vertebral, é dormir bem. Claro que se você sente dor em um posicionamento específico, é melhor buscar uma posição de conforto. Se você dormir bem, irá se sentir mais disposto, e esse é o objetivo. Então chega de se preocupar com a posição em que dorme.

Essas e tantas outras crenças são muito fortes no inconsciente coletivo e precisamos quebrá-las para que não influenciem e piorem os quadros de dor crônica. São afirmações que só geram medo, e o medo é prejudicial ao cérebro, principalmente para as pessoas que têm dor crônica. Entender, e internalizar, isso é fazer uma mudança muito importante na vida. Você sabe qual é? Deixar de ser um *aceitador* e passar a ser um *enfrentador*.

---

[38] CORREIA, I. M. T. *et al*. Association Between Text Neck and Neck Pain in Adults. **Spine**, v. 46, n. 9, p. 571–578, 2021. Disponível em: https://pubmed.ncbi.nlm.nih.gov/33290371/. Acesso em: 30 jun. 2024.

[39] SUN, Y. *et al*. Prevalence of Sleep Disturbances in Patients With Chronic Non-cancer Pain: A Systematic Review and Meta-analysis. **Sleep Medicine Reviews**, v. 57, p. 101467, 2021. Disponível em: https://pubmed.ncbi.nlm.nih.gov/33827029/. Acesso em: 30 jun. 2024.

Agora que você entendeu o que é dor e o que está acontecendo com seu corpo, quero que comece a enxergar que existe uma saída. Essa dor não é definitiva, ela não precisa estar presente em todos os momentos da sua vida. Muitas vezes, o que falta é uma *posição ativa* em relação ao tratamento, entendendo o que acontece e buscando mudar o que efetivamente importa para caminhar em direção à melhora.

Existe uma luz no fim do túnel, que muitas vezes não é uma cirurgia, não é um medicamento, não é um tratamento passivo. Muitas vezes, a melhora que você busca começa dentro de você, quando você muda suas atitudes e crenças. Com orientação correta, com as informações adequadas, quebrando algumas ideias erradas e buscando entender o que é real ou não, é possível caminharmos em direção ao bem-estar e à felicidade.

Quantos mitos você desconstruiu neste capítulo? Quantas mentiras deixou de lado depois de tudo o que vimos até aqui? Essa é parte da transformação que quero gerar. Quero que você deixe de ser um *aceitador* e passe a ser um *enfrentador*. Que você mude as suas atitudes a partir do conhecimento adequado, que é tudo o que estamos vendo até aqui.

Para fecharmos o assunto, chegou a hora de avançarmos. No próximo capítulo, vou explicar o mecanismo de funcionamento da dor e como a mentalidade influencia o processo de melhora.

CAPÍTULO 6
O PRIMEIRO PASSO É DECIDIR ENFRENTAR A DOR

Até que ponto somos capazes de ir em busca de alívio para as aflições do corpo e da mente? É sobre esse assunto que falaremos agora. Cada ser humano é único e vai ter demandas e resultados diferentes. Então, se somos a junção das percepções do nosso corpo, do nosso cérebro e do ambiente em que vivemos, por que não entender melhor como a nossa mente influencia a dor? Ou então como a dor acontece no corpo? Precisamos reconhecer que a dor está presente, mas que não precisa guiar a sua vida, mesmo que essa mentalidade ainda seja difícil para você. São esses os passos que daremos a partir de agora.

ENTENDENDO O CAMINHO

Você sabe qual é o processo que acontece no corpo para que a experiência de dor aconteça? Sabe quais informações o nosso cérebro utiliza para elaborar a experiência de dor? Um grupo de pesquisadores do Rio de Janeiro idealizou um site chamado Pesquisa em Dor cujo objetivo é informar adequadamente sobre dor e fornecer ferramentas para profissionais e pacientes com dor, especialmente dor crônica. Apesar de ser um material valioso e disponibilizado sem qualquer custo, infelizmente muitos pacientes ainda não têm acesso a esse conteúdo e acho fundamental ter essa informação para estar em uma posição ativa em relação ao tratamento.

Assim, para ajudar o paciente de maneira didática, eles montaram o "Caminho da Recuperação", no qual o paciente segue um passo a passo para entender e se informar sobre o que acontece no próprio corpo.[40] Com base nesse caminho, quero trazer um pouco sobre o passo 3 e mostrar como ele pode contribuir para que você entenda o funcionamento da dor em seu corpo.[41] Vamos acompanhar juntos essa jornada?

Como falamos anteriormente, a dor serve para proteger o corpo, agindo como um alarme que dispara dentro de nós para nos avisar que algo está acontecendo. Esse alarme dispara quando você se machuca, ao pisar em um alfinete, por exemplo. Ao fazer isso, vai doer. A integridade do seu corpo está em risco, e por isso uma espécie de alarme interno é disparado. Esse alarme é a dor.

AO PISAR EM UM PREGO, RECEPTORES DO SEU CORPO DETECTAM QUE ALGO ACONTECEU.

Pensando em termos de funcionamento, acontece da seguinte maneira: existem receptores no corpo que estão ali para detectar o que acontece conosco. Eles estão em nossa pele, internamente dentro de nós, para entender mensagens como calor, frio, pressão, inflamações etc.

OS RECEPTORES MONITORAM O QUE ESTÁ ACONTECENDO NO SEU CORPO. FUNCIONAM IGUAL ÀS LUZES QUE ACENDEM NO PAINEL DOS CARROS.

---

[40] CAMINHO da recuperação. **Pesquisa em dor**, 2024. Disponível em: http://pesquisaemdor.com.br/?page_id=59. Acesso em: 30 jun. 2024.

[41] ESTAVA na hora de entender o que é dor. **Pesquisa em dor**, 2024. Disponível em: https://docs.google.com/presentation/d/1XxVAj_UxElduMt BZF_YO9x0b4eOM8WNuQABIhSaOpKM/pub?start=true&loop=false &delayms=5000&slide=id.p8. Acesso em: 30 jun. 2024.

Do mesmo modo que temos no painel do carro algumas luzes que se acendem quando algo não está funcionando da maneira correta, os receptores também monitoram o que acontece em nosso corpo. Assim, ao pisar em um alfinete, esses receptores percebem que algo está acontecendo e precisam tomar uma atitude. Mas qual?

COMO REPÓRTERES, O CORPO FARÁ ESSA MENSAGEM CHEGAR AO CÉREBRO.

Eles são como repórteres que precisam enviar a mensagem correta para que o cérebro saiba a situação atual. Ainda não existe dor, apenas uma informação enviada pelo sensor de que algo está acontecendo.

COMO EM UMA REDE ELÉTRICA, ESSA INFORMAÇÃO SERÁ TRANSMITIDA AO CÉREBRO.

A informação é transmitida para o cérebro assim como acontece em uma rede elétrica. Se você machucou o dedo do pé, a informação passará por toda a rede até chegar ao cérebro. Se você fez um movimento e sentiu algo nas costas, acontecerá do mesmo modo.

NO CÉREBRO EXISTE UM CENTRO QUE AVALIA TUDO O QUE ACONTECE COM VOCÊ.

Chegando ao cérebro, existe um centro de controle que avalia tudo o que está acontecendo. E é a partir de várias informações que ele decide o que virá pela frente. Como essa informação será interpretada? Qual decisão o cérebro tomará a partir disso? Essas perguntas são fundamentais e definirão os próximos passos.

AO JUNTAR TODAS AS INFORMAÇÕES QUE CHEGAM, O CÉREBRO TOMARÁ UMA DECISÃO.

É uma decisão que pode falar para você sentir dor, olhar para o seu pé ou pedir ajuda. Pode falar que você precisa se movimentar, trocar de posição ou sair do lugar onde está. E como vimos no capítulo 4, mesmo estando com uma lesão, é possível que o cérebro diga que não é preciso sentir dor. Por isso é importante entender que é ele que avalia e diz a intensidade de dor que vamos sentir, e isso acontece independentemente do tamanho do machucado. Quer dois exemplos simples?

É bem provável que você já tenha cortado o dedo em papel sulfite. Dói muito, não é mesmo? Mas o machucado é tão pequeno! Como pode doer tanto? Em contrapartida, existem atletas que, mesmo com partes do corpo quebradas, conseguem competir, como aconteceu com a ginasta americana Kerri Strug, que, mesmo com o tornozelo quebrado, conquistou a medalha de ouro nos Jogos Olímpicos de 1996.[42] Será que ela não sentiu dor? Ou será que a dor só não era tão grande e ela conseguiu competir?

DOR É PERCEPÇÃO, AMBIENTE E CONTEXTO.

---

[42] GINASTA é ouro com tornozelo quebrado em 96. *Esporte Alternativo*, 11 maio 2015. Disponível em: https://esportealternativo.com.br/10-momentos-olimpicos-incriveis/10-momentos-olimpicos-incriveis-ginasta-e-ouro-com-tornozelo-quebrado-em-atlanta-96-rio-2016. Acesso em: 30 jun. 2024.

A dor acontece também a partir da maneira como você a percebe. Algumas pessoas sentem mais dor, e outras, menos. Por quê? Porque é o cérebro que decide isso. E podemos aprender a modular essa percepção. É possível ter uma lesão muito pequena e sentir muita dor, assim como é possível ter uma lesão muito grande e não sentir nada. O tamanho da lesão não é proporcional à dor que a pessoa está sentindo.

Além disso, existem fatores determinantes para o nível de dor, assim como medo, pensamento negativo, experiência prévia, ansiedade, fatores culturais, econômicos e sociais. O cérebro utiliza esses indicadores para entender qual será a resposta que enviará ao corpo quando o alarme disparar. É como se fosse um termômetro cujo parâmetro base aumentará de acordo com alguns princípios, como medo, ansiedade, insônia, sedentarismo e depressão. A cada nova situação, e envolvendo esses parâmetros, o termômetro fica com o indicador mais alto e, consequentemente, envia sinais de dor mais fortes.

IMAGINE ESSE TERMÔMETRO DE DOR. ELE VAI AUMENTANDO COM MEDO, ANSIEDADE, RAIVA, SEDENTARISMO E INSÔNIA.

Assim como comentei, o paciente com dor crônica acaba se vendo em um ciclo sem-fim. Ele está com o alarme de casa disparado e não sabe como diminuir o barulho. O termômetro está com parâmetros muito altos e ele não sabe como pode fazer isso diminuir. A sua sensibilidade à dor está tão exacerbada que nada parece melhorar.

Você já se sentiu preso a um ciclo como este?

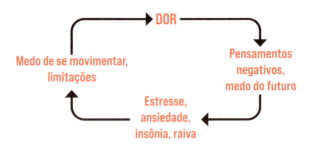

Mas existem ferramentas que auxiliam no processo. É como se a dor fosse uma chama de fogo, e o cérebro tem a possibilidade de a intensificar ou a conter. Se você está alimentando o seu corpo com sedentarismo, medo, pensamentos negativos, ansiedade e estresse, está dando ao seu cérebro *álcool* para "aumentar" a chama da dor. Ela vai diminuir? Com certeza, não. Vai se intensificar!

O ÁLCOOL SERIA A ANSIEDADE; O SEDENTARISMO, OS PENSAMENTOS NEGATIVOS.

Por isso precisamos encontrar caminhos para fazer com que o cérebro tenha acesso a bombeiros para conter a chama. Precisamos mostrar ao cérebro que existe *água* para conter o fogo. Mas como é possível fazer isso? A partir de outros mecanismos que ajudam a controlar a dor, como atividade física, relaxamento, meditação, diminuição do medo e movimentos em geral. Dar ao corpo esses componentes é fornecer água para que o cérebro apague o fogo.

A ÁGUA SIGNIFICA SER MAIS ATIVO, PROCURAR RELAXAR E FAZER ATIVIDADE FÍSICA.

No entanto, se não apagar o fogo, ele pode se alastrar para outros apartamentos, assim como acontece com pacientes com dor crônica que passam a ter dor em vários outros lugares ou então dores difusas. Uma pequena chama se transforma em uma fogueira, e depois toma conta do apartamento inteiro, de um andar inteiro, do prédio inteiro.

Quando estamos com esse nível de fogo, de nada adianta chegar com um conta-gotas, isto é, não adianta chegar com apenas um pouco desses elementos que funcionam como água para apagar algo tão intenso. É preciso que essas práticas sejam constantes, e elas podem, sim, estar aliadas a medicação e tratamento passivo em um primeiro momento. Mas a responsabilidade de fornecer mais água e conter o fogo é da própria pessoa.

Essa é a razão para eu falar tanto que o tratamento precisa ser *ativo*. Ao entendermos isso, estamos buscando maneiras de compreender como modular a dor. Precisamos estabelecer pequenas metas factíveis para darmos ao corpo a energia necessária para combater uma dor tão intensa.

E mais: precisamos encontrar nessas ferramentas as soluções do dia a dia para lidarmos com as crises que vão aparecer ao longo da vida. Não basta apenas conter o fogo agora, mas também estar preparado para lidar com ele em outros momentos em que ele aparecer. Então deixo aqui algumas reflexões:

Com o que você tem alimentado o seu cérebro para cuidar da sua dor? Com álcool ou com água? A partir de quais hábitos? Pense sobre isso. Faremos um exercício no fim deste capítulo sobre este tema.

TUDO COMEÇA COM UMA DECISÃO

Em um estudo chamado "The Effect of Treatment Expectation on Drug Efficacy: Imaging the Analgesic Benefit of the Opioid Remifentanil" [o efeito da expectativa de tratamento na eficácia do medicamento: imaginando o benefício analgésico do opioide remifentanil], um grupo de pesquisadores decidiu testar o impacto efetivo das instruções e informações sobre o medicamento quando analisadas a partir do viés cognitivo de um paciente. Para checar os efeitos, eles utilizaram ressonância magnética, avaliando os mecanismos neurais.

O medicamento usado foi o remifentanil, um analgésico sintético opiáceo amplamente utilizado para anestesia em cirurgias, por exemplo. Para o estudo, a lógica era a seguinte: a partir de informações predeterminadas para os pacientes, o objetivo era medir a influência de informações neutras, positivas ou negativas sobre a eficácia do medicamento. Assim, antes de receber a prescrição, as pessoas que participaram do estudo receberam uma das informações a seguir.

- Grupo 1: sem expectativa de analgesia.
- Grupo 2: com expectativa positiva de analgesia.
- Grupo 3: com expectativa negativa de analgesia.

Em resumo, os pacientes não recebiam nenhuma informação sobre o medicamento (neutralidade, grupo 1), ou recebiam informações de que ele era muito bom (efeito positivo, grupo 2) ou que poderia piorar a sua dor (efeito negativo, grupo 3).

O resultado foi surpreendente. No grupo 1, eles tiveram o resultado esperado para a medicação, isto é, o percentual esperado de analgesia do medicamento. Já no grupo 2, tiveram os benefícios analgésicos duplicados. E no grupo 3, a expectativa negativa aboliu os efeitos comprovados da analgesia. Ainda neste último grupo, que recebeu as informações de que o remédio poderia piorar a dor, os indivíduos relataram dor mais intensa, mais desagradável e maiores níveis de ansiedade em comparação com os demais grupos.[43]

Por isso é tão importante falarmos sobre expectativa e tratamento, sobre mentalidade e melhora, sobre como integrar as nossas crenças e expectativas para potencializar os resultados do que estamos fazendo para melhorar. Ter instrução adequada é um fator cognitivo que implica na percepção da dor do paciente. Essa instrução é suficiente para mudar tudo, fazer com que a pessoa que está com aquele problema sinta melhora ou não.

O que pensamos importa. A maneira como vamos encarar a vida e o que nos acontece muda a maneira como vamos nos recuperar. Precisamos entender, de maneira mais didática e simples, que existe possibilidade de melhora, e com estratégias razoavelmente simples, mas que muito provavelmente você não aplicou até então.

As mudanças começam quando entendemos como é o funcionamento da dor e que medo, ansiedade, estresse, sedentarismo e pensamentos negativos a influenciam

---

[43] BINGEL, U. *et al*. The Effect of Treatment Expectation on Drug Efficacy: Imaging the Analgesic Benefit of The Opioid Remifentanil. **Science Translational Medicine**, v. 3, n. 70, 2011. Disponível em: https://pubmed.ncbi.nlm.nih.gov/21325618/. Acesso em: 30 jun. 2024.

negativamente, aumentando sua intensidade e duração. Depois, a mudança passa pela clareza de que outros fatores influenciam a melhora, assim como sono, alimentação, atividade física, relaxamento, meditação, diminuição do medo e movimentação em geral. Por último, a mudança acontece quando você percebe que seus pensamentos e as instruções que recebe no tratamento importam, porque elas influenciam diretamente na eficácia do que você está fazendo. E sabe o que é mais interessante nesse processo? É perceber que você precisa cuidar não só de você, mas também de quem cuida de você. Dos profissionais que o cercam. Ter um profissional bem-informado e que incentiva esse tipo de pensamento positivo é fundamental. Um que não propaga mitos como aqueles que falamos no capítulo 5.

O primeiro passo para decidir enfrentar a dor, portanto, é a mentalidade. É a autorresponsabilidade, a atuação direta do paciente envolvendo-se com o tratamento. É urgente mudar a maneira como se enxerga o próprio processo em relação à dor crônica. É preciso se conhecer bem, entender quais são os gatilhos, o que piora e o que melhora o quadro. É necessário fazer um mapeamento de tudo o que o cerca, aproveitando para mudar a maneira como se relaciona com essa condição.

Ser paciente com dor crônica significa entender que a dor está presente na sua vida, mas não precisa guiar tudo que você faz. É preciso, portanto, encontrar e aplicar as ferramentas necessárias para iniciar o processo de dessensibilização; assim você conseguirá fazer coisas que antes não era possível e poderá, cada vez mais, estimular o aumento do bem-estar e da felicidade, para que possa voltar a sentir prazer.

Nessa história, lembre-se de que *você é o herói da jornada*. E, como herói, precisa enfrentar alguns desafios. Um dia de cada vez, uma pequena meta de cada vez. Assim você chegará ao fim do processo transformado e com as ferramentas adequadas para seguir sozinho. Por isso, quero propor um exercício.

EXERCÍCIO

Para cada uma das perguntas a seguir, quero que você responda com sinceridade sobre a sua vida hoje. Depois, com as respostas, minha sugestão é que você pense quais são os pequenos passos que pode dar para mudar o cenário em que se está inserido.

1. Analisando os fatores que pioram a dor – sedentarismo, medo, pensamentos negativos, ansiedade e estresse –, como você tem se sentido em relação a isso? Dê uma nota de 0 a 10 em cada um desses fatores, em que 0 representa nenhum tipo de influência em sua vida e 10 representa um altíssimo nível de influência. Depois, explique o que o incomoda mais e por que isso está acontecendo.

Sedentarismo	
Medo	
Pensamentos negativos	
Ansiedade	
Estresse	

2. Agora, analisando os fatores que contribuem para a melhora da dor – exercício físico, relaxamento, meditação, diminuição do medo e movimento do dia a dia –, como você tem contribuído para que esses pilares estejam presentes em sua rotina? Dê uma nota de 0 a 10 a cada um desses fatores, em que 0 representa nenhum tipo de aplicação no dia a dia e 10 representa um altíssimo nível de aplicação.

Exercício físico	
Relaxamento	
Meditação	
Diminuição do medo	
Movimento do dia a dia	

3. Avaliando tudo o que aprendeu até agora, quais são os gatilhos que você enxerga que contribuem para que as suas crises apareçam? Ou para que piorem?

_____
_____
_____
_____
_____

> **DIAS BONS E RUINS VIRÃO, NÃO TEMOS COMO ESCAPAR. O QUE IMPORTA É COMO VOCÊ LIDA COM ELES.**

Por esse motivo é tão importante entender estes temas e decidir enfrentar a dor. No próximo capítulo, vou apresentar para você as mudanças efetivas que podem ser implementadas na sua vida e como elas podem contribuir para o seu bem-estar.

CAPÍTULO 7
MUDANÇAS QUE VOCÊ PODE COMEÇAR HOJE PARA ENFRENTAR A SUA DOR

Talvez este seja o capítulo mais importante da nossa jornada. Tudo o que falamos até aqui é valioso, mas se você não mudar seus hábitos a partir do que aprenderá neste momento, muito provavelmente todo o restante estará em risco. É isso mesmo que você leu. Se o que falarmos aqui não fizer sentido, se não ajustar o que faz em relação a esses pilares sobre os quais conversaremos, muito provavelmente ficará estagnado. Ou piorará a sua dor ao longo dos meses e anos.

Não vou poupar palavras sobre isso, não há por quê. Acredito que eu e você estamos aqui conscientes de que o que você tem feito até agora não está dando 100% certo. Sendo assim, nada faria mais sentido do que entender o funcionamento do corpo e checar o que precisa ser feito para mudar. Como autora, o meu objetivo é transmitir o conhecimento e fornecer as ferramentas. Mas de nada adianta ler e não aplicar. Seria o mesmo que aprender algo e não executar. Viver de teoria. Sozinha, ela não é o bastante, é preciso execução. Prática. Tirar essas ideias do papel e colocá-las em sua vida.

Você está pronto? Se sim, vamos lá.

QUATRO PILARES, UM ÚNICO OBJETIVO: MELHORA

Podemos partir do princípio de que existem quatro pilares fundamentais que precisam ser constantemente cuidados por quem sofre com dor crônica ou tem uma predisposição a isso. Esses pilares mudam o jogo, fazem com que a pessoa melhore muito ou piore consideravelmente. Por outro lado, se ao olhar para esses pilares, você não aplicar as mudanças, estará seguindo pelo caminho que comentei, ou seja, não chegará a lugar nenhum. Agora quem é consciente disso, muda, entende seus ciclos, o que precisa ser feito para melhorar, com certeza domina mais a doença e vive com menos dor e mais bem-estar.

Então, vamos imaginar que esses quatro fatores, juntos, funcionam como um remédio poderoso que poderá melhorar 100% a sua dor. Ou piorá-la. Entretanto, como esse remédio natural é dividido em quatro partes, cada uma delas, se tomada separadamente, não funcionará, porque o todo não estará completo. Quanto mais você tomar as quatro partes desse remédio com constância, ou seja, diariamente, mais forte seu corpo ficará para lidar com os altos e baixos da vida. Mais forte você estará e, assim, terá menos chances de entrar em crises mais intensas. Depois de um tempo, se você se esquecer de tomar ¼ do remédio, seu corpo estará tão forte e tão ambientado com a melhora, que é bem provável que a medicação faça efeito da mesma maneira. Porém, se tomar de modo caótico, apenas partes separadas em dias alternados, provavelmente piorará ou entrará em crise novamente.

Assim, por ser um remédio que funciona quando tomado junto e com constância, você precisará estar muito atento a todos os passos e ao que acontecerá a partir de agora. Até porque já sabe a importância de cada um deles. Você imagina sobre o que estou falando? Faz ideia do que poderia ser tão poderoso a ponto de funcionar tão bem para pacientes com dor crônica? Sem mais enrolação, falaremos sobre os pilares a seguir.

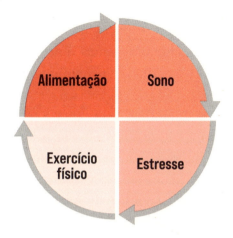

SONO: UM JOGO DE QUALIDADE × QUANTIDADE

Contar carneirinhos para dormir, tomar um copo de leite quente ou ficar na cama de olhos fechados esperando o sono "chegar". Essas são apenas algumas das crenças populares relacionadas ao sono, mas o fato é que subestimar a importância dele é o que nos leva ao erro e à piora da dor crônica.

Não sei você, mas eu, quando tenho uma noite de sono ruim ou escassa, já sei que o dia seguinte será complicado. Provavelmente ficarei mais lenta, terei dificuldade de executar tarefas mais complexas, ficarei sem vontade de me alimentar de modo adequado e a execução da atividade física será mais difícil do que é normalmente. Essa é a importância que o sono tem na minha vida, e aposto que o mesmo acontece com você. Talvez você só não tenha associado um fator ao outro.

Dormir é essencial para a recuperação e bem-estar do corpo, e não basta apenas dormir bem, é preciso dormir uma quantidade de horas mínima para que esse sono seja reparador. Assim, é preciso considerar os pilares *qualidade × quantidade*. Esse será o nosso ponto de partida ao falarmos do primeiro remédio para pessoas com dor crônica.

Para adultos, podemos falar que o tempo médio de sono deve ser entre sete e nove horas por noite,[44] podendo o número, lógico, variar de uma pessoa para outra. Dormir ajuda no processo de restauração, auxiliando no reparo de tecidos, síntese proteica, recuperação muscular, eliminação de toxinas do cérebro, produção hormonal, consolidação de memórias etc. Para aqueles que dormem menos, ou seja, caso você tenha tido uma noite com apenas cinco horas de sono, é como se você ficasse devendo algumas horas de descanso para o seu cérebro, e sente que precisa compensar na noite seguinte, mas infelizmente isso não é possível.

Aquela famosa frase que diz que é preciso "tirar o atraso" do sono não é verdade, as noites maldormidas do passado não podem ser compensadas. Todos aqueles que dormem uma quantidade menor de horas durante a semana e separam um tempo um pouco maior no fim de semana, para compensar as horas perdidas de descanso, acabam desregulando ainda mais o ciclo circadiano. O bom mesmo é educar o corpo para dormir e acordar na mesma hora todos os dias, isso ajuda muito na regulação e na qualidade do sono. Em resumo, *qualidade* e *quantidade* de horas diárias importam.

---

[44] HIRSHKOWITZ, M. *et al*. National Sleep Foundation's Updated Sleep Duration Recommendations: Final Report. **Sleep Health**, v. 1, n. 4, p. 233-243, 2015. Disponível em: https://pubmed.ncbi.nlm.nih.gov/29073398/. Acesso em: 30 jun. 2024.

Já ouvi pessoas falando que precisam de menos tempo de sono para se sentirem descansadas, mas não é bem assim que funciona. Você até pode estar descansando ao dormir menos, mas existe grande probabilidade de que esteja prejudicando o seu corpo com isso. Estudos mostram que adultos que não dormem o suficiente têm chances mais altas de desenvolver doenças crônicas, entrar em quadro de obesidade e pressão alta.[45]

O sono é fundamental para o descanso do corpo e dos sistemas, como o cardiorrespiratório. A frequência cardíaca diminui, a pressão arterial baixa, a frequência respiratória também reduz, e o sistema nervoso central passa por uma drenagem das toxinas. O sono é fundamental, e basta uma noite sem dormir para perceber o quanto ele é primordial no nosso dia a dia.

E ao analisarmos a composição do sono, vemos que ele é pautado basicamente por dois ciclos: sono não REM e sono REM. O primeiro deles, o não REM, é composto por três estágios que podem variar entre um sono mais leve ou mais profundo. Já o sono REM, por sua vez, é um estado mais profundo de adormecimento, podendo chegar a algo que varia entre 20% e 25% do tempo total do sono em adultos.[46] Em resumo, dormir é fundamental. Em qualidade e quantidade. Se não cuidar disso, estará

---

[45] SABIA, S. *et al*. Association of Sleep Duration at Age 50, 60, and 70 Years With Risk of Multimorbidity in The UK: 25-year Follow-up of The Whitehall II Cohort Study. PLoS Medicine, v. 19, n. 10, p. 1-22, 2022. Disponível em: https://pubmed.ncbi.nlm.nih.gov/36256607/. Acesso em: 30 jun. 2024.

[46] PATEL, A. K. *et al*. Physiology, Sleep Stages. Treasure Island (FL): StatPearls Publishing, 2024. Disponível em: https://www.ncbi.nlm.nih.gov/books/NBK526132/. Acesso em: 30 jun. 2024.

prejudicando os ciclos e, consequentemente, o processo de restauração do seu corpo.

Depois, quando analisamos a relação de importância entre o sono e a dor crônica, temos algo que é fundamental e que precisa ser considerado: pessoas que dormem mal podem desenvolver doenças crônicas, assim como comentei anteriormente. Mas, para aqueles que já sentem dor crônica, não dormir bem o suficiente pode causar mais dor ou piorar o quadro.[47] Por outra perspectiva, a realidade é que, quem está com muita dor, não consegue dormir bem. Fica revirando na cama, tem dificuldade de entrar em sono profundo, acorda ao longo da noite e, com isso, acaba piorando ainda mais o quadro.

É um círculo vicioso, um problema bidirecional: enquanto o sono causa ou piora a dor crônica, quem sofre com ela acaba dormindo mal e piorando ainda mais o próprio quadro. Justamente por isso, o sono precisa ser o nosso primeiro pilar para o tratamento da dor. Sem esse ajuste de sono, provavelmente nada mudará. Precisamos melhorar o sono de quem tem dor crônica o mais rápido possível, e também melhorar a dor de quem dorme mal para poder dormir melhor. Por isso, preparei um guia com práticas básicas do que se deve evitar e do que se deve buscar para melhorar a qualidade e a quantidade do seu sono.

SONO: O QUE EVITAR

1. **Cochilos durante o dia**: se você está com dificuldade para dormir à noite, cochilar durante o dia é

---

[47] SUN, Y. et al. op. cit.

uma péssima ideia. É melhor aguentar um pouco mais acordado durante o dia e fazer o ciclo completo do sono durante a noite. Isso fará com que o seu sono noturno não fique leve, seja mais reparador e mais duradouro com qualidade e profundidade. Até porque, se você já estiver com dor e estiver descansado por conta do seu cochilo diurno, a verdade é que você não estará suficientemente cansado durante a noite para dormir bem.

2. **Refeições pesadas três horas antes de dormir**: ficar com o estômago muito cheio com comidas pesadas antes de dormir faz o sistema gastrointestinal trabalhar mais do que deveria, deixando o sono mais leve e gerando dificuldades para você dormir melhor. Esse passo vale para todos, mas principalmente para quem sofre com dor crônica. À noite, faça refeições mais leves. E evite comer e deitar logo em seguida.

3. **Telas**: evite televisão, tablet, celular, computador ou qualquer outro tipo de tela antes de dormir. A iluminação prejudica a qualidade do sono, fazendo com que ele seja mais leve e que você demore mais para entrar em sono profundo. Se quiser se distrair ou relaxar antes de dormir, tente uma leitura leve, algo que passe a sensação de bem-estar. Então nada de telas na cama!

4. **Cama na hora errada**: evite ficar na cama quando não está se preparando para dormir. Isso é fundamental para quem tem dor crônica, principalmente porque essa pessoa, por sentir tanta dor e com tanta frequência, acaba ficando mais tempo na

cama do que deveria, e isso prejudica a qualidade do sono. A sua cama precisa ser um ambiente sagrado. Deitou? Esteja dormindo em vinte, trinta, no máximo sessenta minutos.

SONO: BOAS PRÁTICAS

1. **Atividade física**: pessoas que fazem atividade física dormem melhor. Falaremos mais detalhadamente sobre esse fator, mas não posso deixar de mencionar o quão benéfico para o sono é praticar atividade física e gastar energia. Ao chegar no momento de deitar na cama, quem gasta energia está mais cansado e dorme melhor. Isso sem contar os efeitos que o exercício físico proporciona ao cérebro. Quer dormir melhor? Então você precisa se mexer. Mas atenção, evite praticar atividade física três horas antes de dormir, ok? Logo após a atividade física ficamos mais alertas e é preciso um tempo para começarmos a desacelerar.

2. **Tenha uma rotina**: o corpo ama ter hábitos específicos, por isso tente criar uma rotina regular de sono, ou seja, acordar e dormir sempre no mesmo horário. Mas é claro, sempre respeitando o tempo e a qualidade, assim como vimos anteriormente. Se você se propõe a acordar às 6h, levante-se imediatamente depois que o celular ou o despertador tocar. Se você se propõe a ir para a cama às 22h, siga esse cronograma e não fure consigo mesmo. Essa rotina mandará uma mensagem para o seu cérebro de que tudo está correndo como deveria e gerará conforto e satisfação, o que é maravilhoso para quem sofre com dor.

3. **Técnica de relaxamento de padrão respiratório**: algumas técnicas de relaxamento são ótimas para ajudar a pegar no sono e melhorar a qualidade de vida em geral. E uma delas, chamada de *padrão respiratório*, pode ser utilizada ao longo do dia todo, mas recomendo que você teste antes de dormir para se sentir melhor e mais tranquilo. O objetivo é que você inspire e expire em dois tempos, sempre alternando com dois tempos de apneia entre esses ciclos. Então você seguirá este padrão: respire com duas puxadas do pulmão contando um e dois; segure a respiração em apneia contando um e dois; expire soltando o ar em dois ciclos e contando um e dois; segure em apneia contando um e dois. Repita o movimento por cinco minutos. O que queremos aqui é desligar o seu cérebro dos problemas, trazê-lo para o agora, relaxar a sua mente. E isso funciona muito bem!
4. **Técnica de relaxamento com banho quente**: tome um banho relaxante uma ou duas horas antes de ir para a cama para mostrar ao seu corpo que é hora de pausar. Isso ajudará você a sentir-se mais leve e estar preparado para a hora de dormir.
5. **Cuide do ambiente**: se a cama é um lugar sagrado, cuidar desse lugar é inegociável. Cuide do seu quarto, ajuste a temperatura, tenha uma cama com lençóis confortáveis, apague as luzes antes de deitar e faça tudo o que for possível para que você se sinta bem ali. A proposta aqui é: como você pode deixar esse lugar mais confortável? Pense sobre isso. E mude o que for necessário.

6. **Tchau pensamentos intrusivos**: tenha sempre um pequeno caderno ou um bloco de anotações com você para colocar toda e qualquer ideia que possa se transformar em preocupação ou ansiedade. Lembrou-se de algo? Anote nesse caderno. Pensou em uma tarefa do trabalho? Coloque ali. Essa é uma maneira de fazer uma limpeza em seu "HD interno" e mostrar para o seu cérebro que não há motivo para preocupação, que ele pode dormir em paz.
7. **Defina as funções da cama**: comentei anteriormente, mas vale reforçar: a cama precisa ser utilizada apenas para dormir ou para relações sexuais. Essa é a regra! Então a siga.

A partir dessas novas práticas e ajustes, o seu sono com certeza melhorará. O que nos leva ao próximo assunto: estresse.

ESTRESSE: IMPACTOS E ESTRATÉGIAS

Talvez você não saiba, mas o estresse é uma resposta natural do corpo perante os desafios e ameaças. Nossos antepassados, ao lidar com predadores e escassez de comida, precisavam de uma resposta de alerta para estarem mais atentos e lidarem com os perigos de viver na selva. Assim, ao se deparar com desafios, o corpo libera um hormônio chamado cortisol, em resposta a situações de estresse, dependendo da necessidade do momento.

É claro que essa é uma versão muito resumida do que acontece, mas o propósito é entender o mecanismo e como ele pode ajudar a regular o estresse. Na vida moderna, não precisamos tanto do estresse quanto no passado; mas se ele está presente, controlar e manejar é a solução.

Dormir mal, comer mal e as situações cotidianas podem gerar mais estresse. Além desses fatores, ele também pode contribuir para o agravamento da dor. Quando menos esperamos, estamos vivendo em um poço de estresse sem saber como sair ou como controlar o que sentimos. Percebo que o estresse, portanto, acaba sendo um fator secundário, ou seja, ele é influenciado diretamente pelos outros pilares. Quanto mais os outros pilares não estão sendo cuidados, mais o estresse aumentará. Como consequência, mais a dor piorará.

Assim, o ponto de partida precisa ser identificar a fonte do seu estresse. O que está acontecendo em sua vida para que você esteja tão estressado? É o trabalho? O relacionamento? As amizades? Alguma questão específica? A falta de atividade física? A falta de uma alimentação adequada? Como você olha para a sua vida hoje e faz uma linha paralela com a quantidade de estresse que sente? Pense nisso.

Se o estresse pode surgir de diversas áreas da vida, assim como trabalho, relacionamentos, problemas financeiros e preocupações com a saúde, o manejo do estresse também pode passar por diversas técnicas e ferramentas, como sono mais adequado, atividade física regular, mudanças de estilo de vida, conexões sociais mais prazerosas, técnicas de relaxamento e prática de mindfulness.

Caso você não conheça, o mindfulness, ou atenção plena, é uma técnica bem simples que surgiu nos anos 1970 na Universidade de Massachusetts, nos Estados

Unidos, para um programa de redução de estresse. Ela consiste em ter presença no hoje e no agora, direcionar a mente para o presente, ter consciência do que se está fazendo, olhar para o que é externo e interno a nós, deixando de lado distrações ou julgamentos.[48]

Uma das maneiras de aplicar essa técnica, e especificamente a que quero deixar aqui como sugestão para você, é separar alguns minutos do dia para se desligar de tudo e tentar focar o que está acontecendo no presente. Procure um lugar calmo, sente-se confortavelmente, preste atenção na sua respiração, olhe a paisagem se achar interessante, escute o som dos passarinhos, perceba o que está acontecendo ao seu redor. Deixe a sua mente ir e vir, sem preocupações. Sinta o seu corpo, perceba o seu ser, conecte-se com ele.

Muitas vezes, percebo que uma característica muito forte na dor crônica é a desconexão de corpo e mente, e isso é muito ruim. É preciso encontrar uma maneira de reestabelecer essa conexão porque você é um só, deve se sentir bem consigo mesmo. Essa dor tão latente, assim como falamos anteriormente, pode gerar diminuição da massa cinzenta do cérebro. O mindfulness, em contrapartida, pode ajudar a recuperar o que foi perdido.[49] É muito poderoso. Então use e abuse dessa estratégia, mas procure outras também para consumir essa parte do remédio que ajudará você a viver melhor.

---

[48] PERNET, C. R. *et al. op. cit.*

[49] *Ibid.*

EXERCÍCIO FÍSICO: TRANSFORME DOR EM BEM-ESTAR

Foram incontáveis as conversas que já tive com pacientes para falar da relação de atividade física × dor crônica. Chegando aqui, você já sabe da importância de praticar exercício para melhorar o sono e diminuir o estresse, mas precisamos ir além. A atividade física é indispensável para quem sofre com algum tipo de dor crônica. Se pudesse deixar um conselho, um pedido urgente, algo que vá mudar a sua mente e fazer com que você se sinta melhor, seria: pratique um exercício regularmente.

Dor incapacitante é um termômetro para procurar ajuda. Então, para aqueles que estão em nível muito elevado de dor, é possível que esse exercício não possa ser muito longo e que precise de um acompanhamento, mas mesmo que em pequenos períodos, execute-o. Sei que parece impossível fazer algo quando estamos com dor, mas os benefícios do exercício no longo prazo são tão poderosos que vale a pena o esforço. Caso o que você consiga oferecer para o seu corpo hoje seja cinco minutos de caminhada, faça isso. É melhor começar com cinco minutos do que não fazer nada até semana que vem. Se consegue caminhar por dez minutos, melhor ainda. Mas não deixe de fazer. Parece pouco, mas faz muita diferença.

Por ser um excelente modulador do estresse, o exercício físico proporciona um paradoxo maravilhoso: ao praticar atividade física, o exercício gera um estresse agudo no primeiro momento, considerado um "estresse bom", porque , ao longo do dia, depois da finalização do exercício, esse estresse proporciona um relaxamento enorme. Ou seja, o exercício físico gera um estresse agudo positivo para o corpo.[50]

No longo prazo, ele age como um analgésico que melhorará a dor. Ao praticar atividade física e movimentar o corpo, é como se você estivesse tomando uma pílula que melhorará o que está sentindo no longo prazo. Ao colocar condicionamento aeróbico, fortalecimento muscular, treinamento de mobilidade e movimentos de modo geral em sua vida, você estará fazendo um favor a ela. Hoje, a atividade física é considerada um tratamento não farmacológico para a dor crônica.[51]

É possível que você não sinta essa analgesia no começo, mas mantenha-se firme e os benefícios chegarão em tempo. Aos poucos, a atividade física diminuirá o volume do seu alarme disparado até que ele fique praticamente inescutável.

Assim, se você não está conseguindo encaixar nada em sua rotina, procure ajuda de um fisioterapeuta. Procure montar um plano de ação, fazer um combinado consigo mesmo de que você iniciará algo amanhã, mesmo que seja aos poucos. Não se force, mas não deixe de fazer.

A dor do crescimento muscular é diferente da dor crônica. Se você já sente dor todos os dias, por que não trabalhar os seus músculos para modular essa dor, promover bem-estar futuro e ir aos poucos melhorando o que sente?

---

[50] SLUKA, K. A. *et al. op. cit.*

[51] AMBROSE, K. R.; GOLIGHTLY, Y. M. Physical Exercise as Nonpharmacological Treatment of Chronic Pain: Why and When. **Best Practice & Research: Clinical Rheumatology**, v. 29, n. 1, p. 120–130, 2015. Disponível em: https://pubmed.ncbi.nlm.nih.gov/26267006/. Acesso em: 30 jun. 2024.

Precisamos fazer com que os seus músculos reajam, que você se fortaleça, que dê esse remédio natural para si.

ALIMENTAÇÃO: NUTRIÇÃO PARA O CORPO E PARA O CÉREBRO

Chegamos à última etapa das partes do remédio natural que ajudará você a melhorar a sua dor crônica: a alimentação. No entanto, a minha pretensão não é falar quais são os alimentos certos ou errados de serem consumidos, mas, sim, alertar para a importância de considerar a alimentação como um pilar fundamental para quem quer viver melhor e com menos dor.

Se por um lado ter uma dieta saudável e equilibrada pode influenciar positivamente o manejo da dor, comer mal pode piorar tudo. Comer inadequadamente, incluindo algum nível de desnutrição ou comportamentos alimentares ruins, assim como ingestão alimentar abaixo do ideal ou muito acima no nível de calorias e açúcares, são fatores que podem desempenhar papel significativo no aparecimento e desenvolvimento da dor crônica.[52] Ou seja, a sua dor pode se desenvolver ou piorar de acordo com o que você come.

Quem come melhor se sente melhor. Não podemos nos alimentar só considerando a "fome emocional", o que vivemos no dia a dia, se for assim, viveremos para comer o

> **O EXERCÍCIO FÍSICO GERA UM ESTRESSE AGUDO POSITIVO PARA O CORPO.**

---

[52] ELMA, Ö. *et al.* The Importance of Nutrition As a Lifestyle Factor in Chronic Pain Management: A Narrative Review. **Journal of Clinical Medicine**, v. 11, n. 19, p. 5950, 2022. Disponível em: https://pubmed.ncbi.nlm.nih.gov/36233817/. Acesso em: 30 jun. 2024.

que não nutre o nosso corpo. E a boa notícia é que esse é um fator mais facilmente modificável, pois basta ajustar a rota e melhorar o estilo alimentar. Procure comer alimentos de verdade!

Esses pontos são retratados na literatura médica há muitos anos e estão documentados das mais variadas maneiras na história da humanidade, mas percebo que o desenvolvimento e os estudos sobre o assunto estão cada vez mais presentes, assim como na série documental *Como viver até os 100: os segredos das zonas azuis*, que fala de alguns lugares do mundo em que as pessoas possuem um nível de longevidade mais alto do que a média. Entre algumas das práticas que são relatadas ali, podemos citar a alimentação como pilar inegociável para a manutenção e melhora no estilo de vida.[53]

Assim, comer bem é viver melhor, viver mais. É cuidar da saúde, olhar para si mesmo, ser gentil com o próprio corpo. Quanto você tem se preocupado com isso? Caso a resposta seja nada, chegou a hora de mudar.

Desse modo, para fecharmos este capítulo, quero propor uma reflexão: de que adianta ter só conhecimento? Apenas saber sobre tudo isso não resolverá o seu problema. Assim como não será suficiente colocar em ordem apenas *um* pilar. Aqui estamos falando do conjunto. Um de cada vez, um pouco por dia. Se um deles fica desequilibrado, os outros serão influenciados e piorarão o seu quadro. Quero que você comece a pensar em pequenas mudanças, o que você pode fazer a partir de hoje para

---

[53] COMO viver até os 100: os segredos das zonas azuis. Direção: Dan Buettner. EUA: Netflix, 2023. Disponível em: https://www.netflix.com/title/81214929. Acesso em: 30 jun. 2024.

mudar os seus hábitos. Por isso, deixarei a seguir a proposta de um exercício.

EXERCÍCIO: AVALIAÇÃO E PLANO DE AÇÃO

Pense em cada um dos temas de que falamos: sono, estresse, atividade física e alimentação. Olhe-se de fora, perceba como está a sua vida. Dê uma nota de 1 a 10 para cada um desses pilares, considerando que o número 1 significa que ele está completamente desequilibrado e descuidado, e 10 significa que você o dominou e não teria como melhorar. Em cada um dos quadrantes a seguir, pinte cada um dos espaços até chegar à nota que você imaginou.

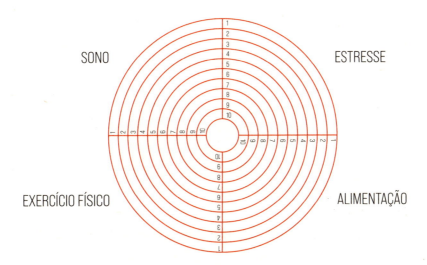

Depois de finalizar esse passo, chegou a hora de pensar em atitudes para mudar e melhorar o que não está funcionando e está com nota mais baixa. A seguir, deixei cada um dos pilares e um espaço para que você possa anotar pequenas ações que pode incluir em sua rotina para melhorar seus hábitos.

Sono

Anote a seguir atitudes que você tomará a partir de agora para melhorar este pilar.

1.
2.
3.
4.
5.
6.

Estresse

Anote a seguir atitudes que você tomará a partir de agora para melhorar este pilar.

1.
2.
3.
4.
5.
6.

Exercício físico

Anote a seguir atitudes que você tomará a partir de agora para melhorar este pilar.

1.
2.
3.
4.
5.
6.

Alimentação

Anote a seguir atitudes que você tomará a partir de agora para melhorar este pilar.

1. _____
2. _____
3. _____
4. _____
5. _____
6. _____

Lembre-se: não precisa ser nada grandioso, pode ser algo pequeno e que funciona para você hoje. O importante é começar e aplicar. Vejo você no próximo capítulo!

CAPÍTULO 8

ENFRENTANDO A DOR, UM DIA DE CADA VEZ

Duas pessoas. Histórias completamente diferentes. E infinitas possibilidades de como podemos ajustar a rotina e a vida em relação à dor crônica. Quero começar contando duas histórias para mostrar a importância de termos uma atitude específica. E também falar sobre como essa mudança faz toda a diferença na maneira como vamos viver e enfrentar o que acontece conosco.

São pequenos ajustes, acredite, que até podem parecer óbvios e bobos em um primeiro momento, mas que mudam tudo. Então pare um momento e acompanhe aqui a rotina do William e do Lucas.

Cenário 1: sensação avassaladora de impotência

Ao acordar, William já sabe que o dia será difícil. Difícil talvez seja pouco para descrever a dor que ele sabe que levará ao pior cenário de todos: a incapacidade. A dor crônica, uma companheira constante, dá sinais de uma nova crise. E essa parece que será forte. Intensa. Sente o desânimo se instalar no mesmo minuto, antes mesmo de sair da cama. Deitado, com as luzes apagadas, já quer chorar. Olha para si mesmo e se pergunta: *Por que eu? Por que preciso passar por isso?* Decide ficar ali remoendo os próprios pensamentos por alguns minutos. Pega o celular, abre a sua rede social, fica rolando o feed e tenta mudar de posição. A dor piora. E agora? A perspectiva de enfrentar mais um dia de sofrimento físico o paralisa. Suspira, respira fundo e decide não ir trabalhar. Como é possível trabalhar assim, principalmente se já sabe que no minuto que se levantar da cama vai sentir uma dor tamanha que só vai piorar ao longo do dia?

Aquele também era dia de treinar. Mas é impossível. Cancela o treino e, em vez disso, fica em casa, rendido pelo medo da dor. É como se cada movimento fosse carregado de uma ameaça invisível, e ele se recusa a desafiar esse temor. Sai da cama com passos duros, vai até a cozinha, seu corpo inteiro está tenso. Pega algo para comer, vai até a sala, deita-se no sofá e passa o dia ali, imóvel, assistindo a dor dominar a sua vida, cada vez mais convencido de que qualquer tentativa de enfrentá-la será inútil. A esperança parece uma memória distante, enquanto ele se entrega à sensação avassaladora de impotência.

Cenário 2: é possível continuar vivendo plenamente
Lucas sente dor desde os 29 anos. Sedentário, não praticava nenhum tipo de esporte. Então, um dia, fazendo uma atividade normal da vida, sentiu uma pontada muito forte na lombar e tudo mudou. Foi a alguns médicos e fez exames, até que veio o diagnóstico: hérnia de disco. Trabalhou muito duro para melhorar todos os pontos que poderiam piorar o seu quadro de dor crônica, e com muito custo – e disciplina – conseguiu sair da crise e espaçar cada vez mais os episódios de dor intensa.

Nesse dia, ao abrir os olhos, assim como William, Lucas também sentiu a familiar pontada de dor nas costas. Porém, a sua reação é diferente. Ok, o desconforto está ali, mas, assim como tudo na vida, é preciso determinação. Levanta-se, toma um banho quente para aliviar um pouco a tensão muscular e se prepara para mais um dia. Faz alguns movimentos de relaxamento e tenta ao máximo seguir a rotina normalmente.

Na academia, faz um treino mais leve, exercícios que sabe que não piorarão ainda mais o seu quadro. Depois, no trabalho, evita ficar muito tempo em uma única posição, levanta-se mais vezes para buscar água, movimenta-se o máximo que pode, come adequadamente durante o dia e, ao chegar em casa no fim da tarde, mesmo com dor, percebe que ela não piorou. Tem certeza de que o dia seguinte será melhor. Ou, então, que não piorará.

Em vez de se deixar abater, ele adotou uma posição *ativa*. Sabe que a imobilidade só piora a situação, então decidiu seguir com as atividades. Ele vive apesar da dor, e não permite que ela defina a sua vida. Com uma abordagem proativa, busca controlar o que está sentindo em vez de ser controlado por isso. Mostra para si mesmo que, apesar do sofrimento, é possível continuar vivendo plenamente.

William e Lucas foram nomes escolhidos ao acaso. Poderia ser Mariana, Bruna, João, José, Felipe, Estela ou qualquer outro nome. O importante é entender a diferença entre as histórias. São dois caminhos importantes, duas atitudes completamente diferentes. E agora quero que você imagine: quem provavelmente acordará com mais dor no dia seguinte? Ao imaginarmos o envelhecimento, quem provavelmente terá mais qualidade de vida? Se você está acompanhando a linha de raciocínio de tudo o que falamos aqui ao longo das últimas páginas, já sabe que é o Lucas.

Assim, o que quero mostrar aqui é que o paciente com dor crônica tem duas possibilidades: ele pode ter uma atitude completamente passiva e deixar que a dor o domine ou pode ter uma atitude ativa e mostrar ao corpo e ao cérebro que pode ser diferente. Quando nos deixamos dominar pela dor, ocorre a catastrofização: um quadro em que os pensamentos negativos são tão fortes que tudo se torna uma catástrofe. A boa notícia é que é possível contornar a situação, olhando para ela racionalmente e entendendo que é preciso ser *ativo* em relação aos fatos.

Em geral, consideramos esses dois caminhos possíveis, mas decidir qual tomar é importantíssimo para que você esteja ativando a estratégia certa para não piorar. Por isso, reservei estas páginas para falar sobre como traçar estratégias para enfrentar a dor ou como melhorá-la consideravelmente. Mas o fato é que, enquanto você não mudar a sua cabeça para ter uma atitude ativa, nada mudará. Esse é o primeiro passo para enfrentar a dor. E ele é inegociável.

Acordou com dor? Tente ser o mais ativo possível. Caso tenha a prescrição médica para tomar um remédio, sem problemas, pode tomar, porém, o mais importante é tentar manter as suas atividades normalmente, buscar se movimentar. Se você já pratica exercícios físicos, tente não evitá-los, mas faça com cautela para não forçar. Levante-se do sofá, não fique na cama deitado, proponha-se a caminhar por cinco minutos. Ficar parado não vai melhorar o seu quadro. Pelo contrário, vai piorar. Então, movimente-se o máximo que conseguir!

É claro que, se estamos falando de alguém com dor há muito tempo, sei que esse processo é lento. Sei que a sensação de incapacidade pode ser muito forte, mas ficar completamente parado não ajudará nada. Você se conhece, sabe como é a sua dor, então use as estratégias que tem para melhorar o seu quadro. O automanejo é fundamental. Não deixe que as experiências do passado gerem pensamentos negativos e catastróficos em você. Não deixe que a incapacidade tome conta da sua rotina.

O nosso objetivo deve ser, portanto, dessensibilizar ao máximo o cérebro para que ele entenda que precisamos ressignificar cada uma das crises. Para que perceba que não é um perigo tão grande, que é possível encontrar estratégias para não piorar. Para não sentir medo. Ou seja, estou falando sobre ser ativo, trabalhar, fazer coisas de que gosta. Jamais permanecer em um estado de passividade completa.

Esta é a diferença dos pacientes que superam com mais facilidade: há os que enfrentam e os que se escondem. Para os que enfrentam, a chance de melhorar é muito maior. Para os que se escondem, é muito mais difícil sair desse círculo vicioso.

Infelizmente, episódios de dor intensa podem aparecer. Mas isso não significa que a sua vida precisa parar. Sentir dor, como já expliquei, também não é sinal de que seu quadro piorou. Por exemplo, ter dor não significa que a sua hérnia piorou. Muitas vezes, podemos ter uma crise de dor após uma noite maldormida, um episódio de estresse muito forte como uma perda na família, uma viagem com alimentação completamente inadequada e por aí vai. Tudo influencia o que sentimos e vivemos!

A dor nada mais é do que um sinal de alerta do seu corpo, e geralmente algum pilar está em desequilíbrio. Não são todos os casos, mas na grande maioria, sim. Esse sinal de alerta não significa que você entrará em uma crise forte, apenas que você precisa olhar com cuidado para o que está acontecendo. E ao assumir essa atitude mais ativa, são grandes as chances de a sua dor melhorar e você mandar para o cérebro a mensagem de que não precisa ter essa superproteção, não há perigo e você está no controle. Percebe qual é a ideia aqui? Tudo está conectado, e uma vez que entendemos isso, podemos mudar a nossa atitude e fazer diferente.

Se acordar e sentir dor, saiba que é bem provável que ela chegará e passará. É um escape de dor e ela poderá, sim, intensificar-se, mas também poderá reduzir rapidamente dependendo da sua atitude. Tenha paciência. Não fique preocupado ou preocupada em excesso. Encontre as suas estratégias de enfrentamento. Mas é claro que, se piorar muito, você precisará procurar ajuda de um médico ou fisioterapeuta. Falaremos sobre esse assunto no próximo capítulo.

Assim, sei que é difícil mudar a atitude e reeducar os pensamentos para serem diferentes perante algo tão complicado. Minha intenção jamais seria menosprezar o seu sofrimento, muito pelo contrário. Ao validar o seu sofrimento, o que eu quero é mostrar como você pode mudar o seu jeito de pensar para que esse processo não piore, mas que melhore ao longo do tempo. Quero que você se sinta mais capaz. Quero que assuma o poder que tem sobre essa situação. Justamente por isso, preparei o próximo tópico para falarmos sobre um assunto importantíssimo.

DOR × OPINIÃO EXTERNA

Você já passou por uma situação em que estava com muita dor, conversou com uma pessoa falando sobre o seu sofrimento, e ela trouxe três tipos de soluções diferentes para você aplicar em sua rotina? Ou então ela contou a história do amigo do vizinho que tinha problemas parecidos com você e utilizou um tratamento específico que mudou tudo? Pois é. Isso é muito mais comum do que imaginamos. Você já passou por isso?

A verdade, contudo, é que se recebêssemos um pouco de dinheiro a cada conselho ou opinião externa que as pessoas insistem em nos dar... estaríamos com a conta recheada. Isso vale para todas as situações, nas mais variadas áreas e nos mais diversos momentos da vida. Mas, aqui, quero falar especificamente das opiniões externas para pacientes com dor crônica.

Minha intenção não é, de modo algum, desmoralizar quem quer o nosso bem. Até porque, muitas vezes essas pessoas nos amam e querem apenas ajudar. Isso é fato. Ao nos ver sofrendo, querem auxiliar da maneira que podem e vão procurar todos os tipos de soluções alternativas para que possamos ficar bem. Entretanto, precisamos ter cuidado com esse tipo de ajuda.

Digo isso porque já recebi inúmeros pacientes no consultório falando sobre tratamentos milagrosos, diagnósticos duvidosos e estratégias sem nenhum tipo de comprovação científica para tratamento da dor crônica, o que chamamos de pseudociência. Isso é muito grave porque, dependendo da abordagem, além de não melhorar, pode piorar o quadro.

Em 2021, inclusive, começou a tramitar no Senado uma lei que penalizaria com um período de seis meses a dois anos de detenção e multa para quem prescrevesse, ministrasse ou aplicasse produtos para fins medicinais sem ter nenhum tipo de evidência concreta da eficácia no tratamento.[54] Aqui, em uma esfera mais ampla, já não estou falando de quem nos ama e quer ver a nossa melhora, mas das opiniões externas nocivas e dos gurus que apresentam tratamentos milagrosos. Então tome cuidado.

Uma das estratégias de enfrentamento da dor passa também pelo senso crítico de entender em quem você pode confiar ou não. O que você fará ou não. O que colocará em prática ou não. Você precisa buscar pessoas e profissionais confiáveis em quem pode se apoiar. Precisa escolher quem vai seguir, qual orientação colocará em prática, e isso vale para tudo! Inclusive para o profissional que atende você, o médico ou fisioterapeuta que faz o acompanhamento do seu quadro. Aqui vale um conselho: cuidado com os famosos do Instagram, isso mesmo, não se encante pelo número de seguidores, busque o currículo e as referências dos profissionais para poder realmente confiar e comprovar.

---

[54] PROJETO torna crime prescrever remédios sem comprovação científica. **Agência Senado**, 24 maio 2021. Disponível em: https://www12.senado.leg.br/noticias/materias/2021/05/24/projeto-torna-crime-prescrever-remedios-sem-comprovacao-cientifica. Acesso em: 24 maio 2024.

Escolha esses profissionais pensando em tudo o que discutimos aqui, sobre o que realmente é comprovado cientificamente. É fundamental que sejam sérios e que priorizem o que realmente funciona. Menos opinião e mais comprovação, esse é o lema.

PICO DE DOR: QUAL FOI O GATILHO?

A nossa próxima parada para checar estratégias de enfrentamento da dor passa por um assunto de que já falamos brevemente, mas que vale a pena abordar em mais detalhes. Ao perceber que um pico de dor se aproxima, você precisa entender o que aconteceu, quais foram os gatilhos que levaram a esse quadro e como você pode atuar diretamente neles. Ou seja, você precisa entender quais foram os possíveis fatores que pioraram o seu estado.

Assim, aqui pontuarei alguns gatilhos que podem influenciar e modificar a sua dor no dia a dia. Vamos considerar aqui todos aqueles fatores que vêm de nosso próprio corpo ou mente, do nosso equilíbrio interno e também aqueles fatores externos que geram desequilíbrio. Muitas vezes são condições ou hábitos difíceis de controlar, mas que exercem impacto significativo na intensidade da dor que sentimos ou vivemos. Alguns gatilhos comuns são:

- Estresse: é um dos gatilhos mais comuns. Com o estresse, temos o aumento do nível de cortisol e da adrenalina, o que pode desencadear ou intensificar a percepção da dor, fazendo com que qualquer

desconforto preexistente se torne muito mais difícil de suportar. É o que acontece em situações estressantes no trabalho, por exemplo.
- Sono inadequado: como discutimos anteriormente, dormir é fundamental. Quando não temos um sono reparador, isso pode se transformar em um gatilho poderoso para acarretar ou piorar a dor crônica.
- Alimentação inadequada: alimentar-se mal também pode contribuir negativamente para o seu quadro e se tornar um gatilho. Comer alimentos de verdade, com alto teor nutritivo, é um hábito indispensável.
- Pensamentos negativos: lembra-se de quando falamos dos pensamentos catastróficos? A lógica aqui é a mesma. Ficar ruminando situações ou dores pode gerar tristeza ou ansiedade, causando ou aumentando a percepção da dor. O pensamento catastrófico tem ligação direta com a intensidade da dor crônica.
- Desidratação e outras doenças: não posso deixar de mencionar que muitas vezes, quando ficamos doentes, acabamos fragilizando nosso corpo, o que pode provocar uma crise. Isso vale para a desidratação. Para manter o corpo em bom funcionamento é muito importante fornecer água a ele.
- Barulho excessivo: para quem tem dor crônica, a exposição prolongada a ambientes barulhentos também pode ser um gatilho devido à possibilidade de aumento da tensão muscular e do nível de estresse, intensificando a piora do quadro.
- Longas viagens: alguns pacientes com dor crônica não suportam viagens longas por ter que passar

muito tempo na mesma posição, esse pode ser um gatilho. A falta de movimento durante a viagem pode fazer o corpo entrar em estado de alerta. O ideal é fazer pausas a cada 50 minutos, levantar-se e caminhar para evitar ficar tanto tempo sentado ou deitado.
- Isolamento social: para alguns pacientes, o isolamento social é um importante gatilho. É comum preferir ficar em casa em vez de sair e encontrar os amigos pelo simples fato de ter medo da dor aparecer durante o passeio. A interação social é necessária, somos seres humanos e precisamos nos conectar com pessoas.

Pronto! Esses são os principais gatilhos. Isso não significa que não há outros, mas, com essas primeiras informações, você já consegue observar a sua vida e ver o que está fora dessa lista e que pode influenciar você. Ao aprender sobre cada um dos gatilhos, é possível controlar, entender o que piora ou não e usar isso a seu favor como estratégia de enfrentamento. Por exemplo, se você sabe que está em um período estressante no trabalho, pode buscar maneiras de fazer com que a rotina não seja tão pesada e não influencie a sua dor. Se sabe que dormiu mal algumas noites, pode fazer ajustes para não entrar em uma crise. E assim por diante.

Cada pessoa terá os próprios gatilhos. Pode ser que, para alguém, o sono não influencie tanto, mas a alimentação seja o principal ponto. Para outro, é possível que o estresse no trabalho seja pouco significativo, mas a ansiedade seja determinante. Quando aprendemos a olhar e mapear isso, as crises ficam mais "previsíveis" e "ajustáveis" pelo simples fato de que sabemos o que nos acontece. Ficamos mais conscientes e ativos em relação à nossa vida.

Mas veja, o ponto aqui *não* é ficar hipervigilante. Muito pelo contrário. A ideia não é que você passe a viver em função do medo. Quero proporcionar um lugar de consciência. Esse é o objetivo. Se não temos controle sobre praticamente nada a não ser nossas atitudes, o que podemos fazer para contornar essas situações (gatilhos)? Essa é a resposta que você precisa buscar internamente.

EXERCÍCIO: ANÁLISE PESSOAL DE GATILHOS

Separei este exercício para trazer ainda mais pistas sobre como a sua dor funciona. Quero que você olhe para os seus gatilhos disparadores da dor e faça o mapeamento deles em sua vida. Volte às páginas anteriores, reveja o conteúdo se necessário e responda como se sente em relação a cada um dos pontos a seguir.

Gatilhos

Avaliando a sua vida e os seus hábitos, quais são os seus gatilhos disparadores da dor?

_____
_____
_____
_____
_____

Pontos fracos

Agora, avaliando as respostas anteriores, o que você percebe que são os seus pontos fracos? Liste alguns pontos que podem ajudá-lo a lidar melhor com os gatilhos, colocando a seguir como percebe que esses pontos fracos estão influenciando negativamente a sua dor crônica.

_____
_____
_____
_____
_____

Pontos fortes

Agora daremos um passo adiante. Quero que você perceba quais são os seus pontos fortes em relação aos gatilhos. Quero que imagine, considerando tudo o que falamos até aqui, quais são as fortalezas que mantêm você em pé e forte. Quais são os seus pontos fortes que ajudam a minimizar a influência de um gatilho disparador da dor?

_____
_____
_____
_____
_____

Atitudes que devo mudar

Por fim, quero que coloque alguns insights, ações ou ideias do que pode mudar para estar mais próximo dos seus pontos fortes e lidar melhor com os seus pontos fracos. Essas atitudes devem estar relacionadas a combater os gatilhos que você mapeou.

_____
_____
_____
_____
_____

CAPÍTULO 9
SINAIS DE ALERTA, ENFRENTAMENTO, PLANO DE AÇÃO

Viver com dor crônica pode ser uma batalha constante e exaustiva; daquelas que precisamos travar contra a nossa mente, contra o que estamos sentindo, contra o que desejamos. E isso está claro principalmente agora que você já sabe que precisamos mudar a maneira como pensamos e enxergamos a dor. Precisamos mudar as nossas atitudes em relação às crises, também mudar os nossos hábitos, entendendo melhor o que estamos sentindo e traçando estratégias de manejo para viver melhor.

Mas, para quem convive diariamente com esse tipo de dor, é essencial estar atento a determinados sintomas e mudanças no corpo que podem indicar a necessidade de intervenção profissional. É meu dever como profissional mostrar isso para você. Orientar sobre esses sinais de alerta. Assim, preparei este capítulo para explicar esse assunto e depois mostrar algumas estratégias de enfrentamento da dor com um bônus ao fim do capítulo: um plano de ação de quatro semanas para que você coloque em prática mudanças em sua rotina.

Mudar o estilo de vida é fundamental. E precisa ser feito agora! Você está pronto?

SINAIS PARA QUE VOCÊ PROCURE AJUDA PROFISSIONAL

Os sinais de alerta são como mudanças ou intensificações nos sintomas que indicam possível complicação. Podem variar de uma intensificação súbita da dor a mudanças no padrão da dor, ou então até perda de alguma função importante ou aparecimento de sintomas associados como, por exemplo, a fraqueza. Os sinais de alerta são uma forma do corpo comunicar que algo não está bem e que é hora de buscar avaliação profissional mais detalhada.

Assim, prestar atenção aos sinais é crucial. Ignorá-los ou subestimá-los pode levar a prejuízos, como aumento da dor ou piora considerável do seu período de crise. No fim das contas, o que queremos é prevenir crises mais sérias e complicações, certo?! É claro que apenas escrevendo estas páginas não poderia ter certeza sobre o seu quadro, mas, por acreditar que a informação é a melhor maneira de estar preparado, reservei este primeiro momento para falarmos disso. Um passo de cada vez, um dia de cada vez. Essa é a nossa meta principal. Falaremos, então, sobre esses fatores a partir de agora.

- Intensificação contínua da dor: caso você esteja em uma crise de dor e perceba que ela não está melhorando, ou está estagnada e que ainda está piorando muito ao longo do tempo, esse é um sinal importante de que você precisa de ajuda profissional. A intensificação contínua da dor pode indicar que a condição não vai melhorar "sozinha", ou seja, você precisará de uma avaliação detalhada e provavelmente alguma intervenção para te ajudar nesse momento. Por isso, se a intensidade da sua dor estiver aumentando, é importante que você fique atento e procure ajuda profissional.
- Perda de força: quando ela ocorre nos braços e nas pernas, por exemplo, pode ser um sinal de alerta indicando compressão do nervo na cervical ou na lombar. Ou seja, um sinal de que os nervos responsáveis pelo movimento estão sendo afetados. Em alguns

casos, é totalmente reversível, e em outros, não. Caso você perceba esse sinal, agende uma consulta com um profissional.

- Perda de sensibilidade total ou parcial: algumas patologias na coluna lombar podem provocar alteração na sensibilidade dos membros inferiores, assim como as patologias na coluna cervical podem gerar alteração na sensibilidade dos membros superiores. Caso esse seja o seu caso, busque ajuda médica.
- Dor que desce até o pé: esse sinal é importante porque pode indicar uma compressão, e vou explicar como identificá-lo. Também conhecida como dor irradiada, essa sensação de desconforto e dor que desce até o pé pode indicar compressão do nervo. Quando essa dor que estava, por exemplo, na parte de trás da coxa começa a descer mais em direção ao pé, isso pode ser um sinal de alerta importante para procurar atendimento profissional.
- Outros fatores importantes: sobretudo aqueles que estão associados, tais como perda de peso rápida e inexplicada, febre, tontura e mal-estar generalizado; são sintomas mais amplos, mas é fundamental tê-los em mente para buscar ajuda profissional.

Dito tudo isso, agora você está mais bem-preparado para encarar a sua dor e saber exatamente o que está acontecendo com você. Lembre-se de procurar pessoas que estão alinhadas com o que realmente faz diferença em seu tratamento: médicos, fisioterapeutas e outros profissionais comprometidos com a ciência e com o que efetivamente funciona.

Ao fazer tudo isso, já demos um enorme passo adiante. O que nos leva ao próximo ponto: as estratégias para enfrentar e gerar mais bem-estar durante uma crise de dor.

ESTRATÉGIAS DE ENFRENTAMENTO

Se estamos imaginando que você já está em uma crise ou percebeu que ela está começando, é fundamental entender quais são os próximos passos para lidar com ela. Assim, aqui quero falar de um assunto muito importante e das orientações que passo para os meus pacientes na clínica. Portanto, começaremos pela *automedicação*.

AUTOMEDICAÇÃO

Caso você faça acompanhamento constante com um médico que já conhece o seu caso, e deixou uma prescrição medicamentosa para que você faça uso quando a crise aparecer, a medicação é, sim, recomendada. Isso porque ela é assistida. Ou seja, existe um profissional que conhece o seu caso, sabe sobre a sua vida e analisou como você pode proceder em uma situação como essa.

Em contrapartida, caso você não tenha esse acompanhamento profissional, o meu papel é alertar para que não faça uso da estratégia de automedicação. Isso é perigosíssimo! Em primeiro lugar, sem ter consultado um profissional qualificado, você não saberá exatamente o que está acontecendo com o seu corpo e poderá utilizar medicações erradas que mascarem ou intensifiquem o problema. Além disso, a medicação pode ter um efeito colateral que prejudique ainda mais.

Então a minha orientação é: está com uma dor forte ou percebeu que uma crise está começando? Só tome medicação com acompanhamento médico. Caso contrário, procure ajuda profissional para orientação mais adequada para a sua situação. Dito isso, passamos para outra estratégia de enfrentamento de que gosto muito: o relaxamento.

TÉCNICAS DE RELAXAMENTO

Muitas vezes, a dor não só nos paralisa, mas também nos deixa tensos, o que acaba piorando o caso. No capítulo 7, falamos de uma técnica de respiração e quero me aprofundar um pouco mais. O paciente com dor crônica precisa encontrar maneiras de tentar "relaxar" a musculatura para enviar uma mensagem diferente ao cérebro e mostrar que está tudo bem com o seu corpo e que ele é capaz aliviar a tensão.

E como fazer isso? Você pode procurar uma posição em que se sinta mais confortável, deitado ou sentado, e utilizar a técnica de relaxamento de dois tempos sobre a qual falamos no capítulo 7. Respire, tenha presença e sinta o seu corpo. Pense que você está relaxando a sua musculatura, que está mandando a dor embora.

Depois, pode também se deitar de modo confortável e tentar movimentar o corpo para os lados. Aos poucos, devagar, sempre respirando profundamente e tentando relaxar a musculatura. Pegue os joelhos com as mãos, abrace-os, jogue o corpo para os lados devagar e vá repetindo esse movimento. A ideia é se movimentar, respirando e percebendo o diafragma subir e descer, mandando sinais positivos para que o seu corpo se sinta leve e bem.

Tente utilizar essas estratégias por cinco minutos. Prestando atenção no seu corpo, no que está ao seu redor, relaxando musculatura e mente. Desligue-se das informações internas e externas, desligue-se do medo e da tensão.

Porém, vale um alerta: caso você realize esse exercício e a sua dor piore, não prossiga. Só faça isso se estiver sentindo-se bem, se sentir que o corpo está aceitando bem essa movimentação. A ideia não é piorar o quadro, mas relaxar.

A partir da minha experiência, percebo que essas técnicas são muito poderosas para pacientes em crise. Elas fazem parte do automanejo da dor crônica e funcionam muito bem para resetar, relaxar e se sentir melhor. Experimente!

Como comentei em capítulos anteriores, a verdade é que o cérebro do paciente com dor crônica está muito bem treinado para sentir dor. Qualquer sinal de alerta fará com que ele toque um alarme e envie uma mensagem de proteção para o corpo, e a dor começa. Justamente por isso, as técnicas de relaxamento são tão importantes. Precisamos diminuir cada vez mais a frequência desse sinal de alerta.

Se uma pessoa sente dor todos os dias, o seu sinal de alerta é bem alto. Se conseguimos espaçar essa dor a cada dez dias, o sinal de alerta diminui. Se a dor passa a acontecer a cada quarenta e cinco dias, o sinal diminui ainda mais. Quanto mais espaçadas forem as crises, menos o cérebro receberá o sinal de alerta para produzir as dores mais fortes e intensas. Em resumo, a intensidade da dor e a constância também mudam conforme vamos ajustando a maneira como reagimos.

Essa é a importância de entendermos as estratégias e os gatilhos desencadeadores da dor. Quando criamos consciência disso, podemos mudar a interpretação do cérebro e mostrar que aquilo não é tão grave para que ele inicie um processo de dor.

Queremos dessensibilizar o cérebro para que ele pare de enviar essa informação de dor sem perigo aparente. Queremos que ele pare de confundir informações "normais" como portas de entrada para crises intensas. Precisamos encontrar maneiras de fazer você ficar cada vez mais tempo com menos dor para que ele pare de achar que esse é o cenário normal da sua vida.

É como se buscássemos modos de treinar o cérebro para que ele aprenda a viver sem dor. Esse é o cérebro saudável, é o cérebro que sabe viver sem dor. E com tudo o que vimos aqui, você já está treinando o seu cérebro. Mas é preciso aplicar todas as outras estratégias. O caminho ativo de enfrentamento da dor é o único possível. Por isso, quero propor um exercício com um plano de ação.

EXERCÍCIO: PLANO DE AÇÃO

Iniciamos essa conversa no início do livro. À medida que avançamos, apresentei todos os fatores essenciais que precisam ser cuidados para que você se sinta melhor. Nada faria mais sentido do que criarmos juntos um plano de ação de mudança de hábito e mentalidade para que você possa caminhar ainda mais em direção à retomada de uma vida melhor e com menos dor.

Perceba que a ideia aqui não é forçar você a fazer coisas que não consegue ainda, mas estimular os pequenos passos. Se sentir que o que consegue oferecer na primeira semana é apenas caminhar por poucos minutos e não passar tantas horas deitado, faça isso. É pouco, pode até parecer que não faz diferença. Mas, pouco a pouco, os pequenos hábitos se transformam em grandes mudanças. São pequenas ações que farão parte de um plano maior, mais completo, que ajudará você ao longo dos dias. Pequenas ações que, quando feitas de modo consistente, mostrarão ao cérebro uma mudança de paradigma. Então vamos lá!

Início da semana 1

O objetivo desta semana é dar os primeiros passos em direção à melhora. Ou, então, caminhar ainda mais em direção a uma vida melhor e com menos dor. Assim, para iniciarmos, pensando nos pilares de sono, estresse, exercício físico e alimentação, quero que responda cada uma das perguntas a seguir.

Como você está se sentindo hoje? Como está o seu nível de dor no início da semana? Em uma escala de 0 a 10, dê uma nota para a sua dor, em que 0 você está sem dor nenhuma e 10 está com uma dor incapacitante.

_____
_____
_____
_____

Qual é o seu plano de ação geral para se sentir melhor esta semana? Quais são os pequenos passos que você pode dar?

_____
_____
_____
_____

Detalhamento semanal planejado

Aqui, quero que você coloque o que pode fazer para melhorar cada um dos pilares a seguir. Lembre-se: passos pequenos são melhores do que ficar parado. Descreva como se sente em relação aos pontos e defina ao menos uma pequena meta para cada um deles.

Sono	Estresse	Exercício físico	Alimentação

Detalhamento semanal executado

Chegou a hora de fazer um balanço do que deu certo ou não. Volte em tudo o que colocou na primeira semana, verifique o que conseguiu fazer e anote as suas conclusões sobre o que deu certo e o que pode melhorar.

Fechamento da semana 1

Agora é hora de fazer um fechamento de como você está se sentindo. Responda às perguntas a seguir com sinceridade.

Como estava o seu nível de dor no fim da semana? Em uma escala de 0 a 10, dê uma nota para a sua dor, em que 0 você está sem dor nenhuma e 10 está com uma dor incapacitante.

_____
_____
_____
_____

Quais foram os gatilhos que mais o afetaram? O que você pode fazer para melhorar esses cenários?

_____
_____
_____
_____

Anote a seguir quais atividades ajudaram a melhorar o seu bem-estar e como você pretende traçar o plano de ação para a próxima semana.

_____
_____
_____
_____

Início da semana 2

O objetivo é dar passos maiores em direção à melhora. Quero que você seja um pouco mais ousado e tente ir além dos objetivos básicos. Assim, para iniciarmos, pensando nos pilares de sono, estresse, exercício físico e alimentação, quero que você responda cada uma das perguntas a seguir.

Como está se sentindo hoje? Como está o seu nível de dor no início da semana? Em uma escala de 0 a 10, dê uma nota para a sua dor, em que 0 você está sem dor nenhuma e 10 está com uma dor incapacitante.

_____
_____
_____
_____

Qual é o seu plano de ação para se sentir melhor esta semana? Quais passos você pode dar?

_____
_____
_____

Detalhamento semanal planejado

Aqui, quero que você coloque o que pode fazer para melhorar cada um dos pilares a seguir. Defina ao menos duas pequenas metas para cada um dos pontos.

Sono	Estresse	Exercício físico	Alimentação

Detalhamento semanal executado

Chegou a hora de fazer um balanço do que deu certo ou não. Volte em tudo o que colocou na segunda semana, verifique o que conseguiu fazer e anote as suas conclusões sobre o que deu certo e o que pode melhorar.

Fechamento da semana 2

Agora é hora de fazer um fechamento de como você está se sentindo. Responda às perguntas a seguir com sinceridade.

Como estava o seu nível de dor no fim da semana? Em uma escala de 0 a 10, dê uma nota para a sua dor, em que 0 você está sem dor nenhuma e 10 está com uma dor incapacitante.

_____
_____
_____
_____

Quais foram os gatilhos que mais o afetaram? O que você pode fazer para melhorar esses cenários?

_____
_____
_____
_____

Anote a seguir quais atividades ajudaram a melhorar o seu bem-estar e como você pretende traçar o plano de ação para a próxima semana.

_____
_____
_____
_____

Início da semana 3

Você está avançando! Essa é uma ótima notícia. Agora que chegamos à terceira semana, tenho certeza de que você já está se sentindo melhor só por estar traçando metas e buscando executá-las. Assim, para iniciarmos, pensando nos pilares de sono, estresse, exercício físico e alimentação, quero que você responda cada uma das perguntas a seguir.

Como está se sentindo hoje? Como está o seu nível de dor no início da semana? Em uma escala de 0 a 10, dê uma nota para a sua dor, em que 0 você está sem dor nenhuma e 10 está com uma dor incapacitante.

_____
_____
_____
_____

Qual é o seu plano de ação para se sentir melhor esta semana? Quais passos você pode dar?

_____
_____
_____
_____

Detalhamento semanal planejado

Aqui, quero que você coloque o que pode fazer para melhorar cada um dos pilares a seguir. Defina ao menos duas pequenas metas para cada um dos pontos.

Sono	Estresse	Exercício físico	Alimentação

Detalhamento semanal executado

Chegou a hora de fazer um balanço sobre o que deu certo ou não. Volte em tudo o que colocou na terceira semana, verifique o que conseguiu fazer e anote as suas conclusões sobre o que deu certo e o que pode melhorar.

Fechamento da semana 3

Agora é hora de fazer um fechamento de como você está se sentindo. Responda às perguntas a seguir com sinceridade.

Como estava o seu nível de dor no fim da semana? Em uma escala de 0 a 10, dê uma nota para a sua dor, em que 0 você está sem dor nenhuma e 10 está com uma dor incapacitante.

Quais foram os gatilhos que mais o afetaram? O que você pode fazer para melhorar esses cenários?

_____
_____
_____
_____

Anote a seguir quais atividades ajudaram a melhorar o seu bem-estar e como você pretende traçar o plano de ação para a próxima semana.

_____
_____
_____
_____

Início da semana 4

Esta é a última semana que faremos este acompanhamento aqui no livro. Para as próximas, quero que você crie o seu próprio acompanhamento e não deixe de evoluir e mudar os seus hábitos. Assim, para iniciarmos, pensando nos pilares de sono, estresse, exercício físico e alimentação, quero que você responda cada uma das perguntas a seguir.

Como está se sentindo hoje? Como está o seu nível de dor no início da semana? Em uma escala de 0 a 10, dê uma nota para a sua dor, em que 0 você está sem dor nenhuma e 10 está com uma dor incapacitante.

_____
_____
_____
_____

Qual é o seu plano de ação para se sentir melhor esta semana? Quais passos você pode dar?

_____
_____
_____
_____

Detalhamento semanal planejado

Aqui, quero que você coloque o que pode fazer para melhorar cada um dos pilares a seguir. Defina ao menos duas pequenas metas para cada um dos pontos.

Sono	Estresse	Exercício físico	Alimentação

Detalhamento semanal executado

Chegou a hora de fazer um balanço sobre o que deu certo ou não. Volte em tudo o que colocou na quarta semana, verifique o que conseguiu fazer e anote as suas conclusões sobre o que deu certo e o que pode melhorar.

Fechamento da semana 4

Agora é hora de fazer um fechamento de como você está se sentindo. Responda às perguntas a seguir com sinceridade.

Como estava o seu nível de dor no fim da semana? Em uma escala de 0 a 10, dê uma nota para a sua dor, em que 0 você está sem dor nenhuma e 10 está com uma dor incapacitante.

Quais foram os gatilhos que mais o afetaram? O que você pode fazer para melhorar esses cenários?

_____
_____
_____
_____

Anote a seguir quais atividades ajudaram a melhorar o seu bem-estar e como você pretende traçar o plano de ação para as próximas semanas.

_____
_____
_____
_____
_____
_____
_____
_____

Aponte a câmera do seu celular para o QR Code e tenha acesso ao seu plano de ação digital.

www.walkyriafernandes.com.br/livro/

O CAMINHO ATIVO DE ENFRENTAMENTO DA DOR É O ÚNICO POSSÍVEL.

VOCÊ NÃO É SUA DOR
@DRAWALKYRIA_FERNANDES

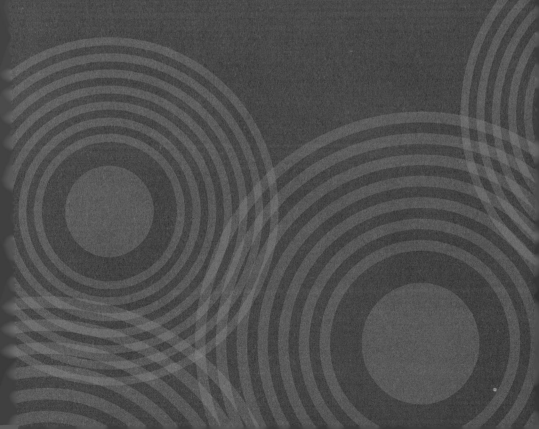

CAPÍTULO 10
O MEDO É SEU MAIOR ALIADO

Talvez você esteja aqui e seja uma pessoa de 20 anos. É possível que esteja na casa dos 30 anos. Ou também temos a possibilidade de que esteja na casa dos 40-60 anos. Em todas as perspectivas, quero que reflita: como você enxerga a sua velhice? Não estou falando de algo entre 50 ou 60 anos, até porque hoje em dia essa não é mais considerada a terceira idade. Estou falando acima dos 60, quando os cabelos brancos já estiverem em bem maior quantidade, quando já não é mais possível esconder tanto o processo natural de envelhecimento, algo tão bonito e necessário para o ser humano.

Como você se enxerga com 70 anos? Um idoso totalmente independente, que levanta da cama sozinho, faz as suas tarefas e sai para passear e fazer compras no mercado? Ou um idoso completamente dependente, que precisa de ajuda para levantar da cama, tomar banho e ir ao banheiro? São dois cenários completamente diferentes. Duas escolhas. E a decisão é sua.

A verdade é que o tempo vai passar do mesmo jeito, você começando a mudar a sua vida hoje ou não. Mas, daqui a um ano, é bem provável que você se arrependa de não ter começado antes. Você até pode ter medo de se movimentar hoje, mas deveria ter medo mesmo é de continuar do mesmo jeito daqui a dez anos. Isso, sim, é urgente. A mudança que você faz hoje reverbera no futuro, faz com que várias pecinhas diferentes se mexam e construam novas possibilidades. Então, se nada mudou até esta página, hoje é o dia de repensar e tomar essa decisão de uma vez por todas. E se está no processo de mudança, é hora de se apegar ainda mais no que está por vir.

Essa reflexão de como eu gostaria que a minha velhice fosse passou pela minha cabeça pela primeira vez há alguns anos, em 2013, quando aconteceu o que costumo chamar de "o pior ano da minha vida". Na época, morando em Ponta Grossa e trabalhando em uma faculdade particular como professora do curso Fisioterapia, eu tinha que ministrar aproximadamente trinta horas de aula por semana. Isso sem contar a preparação das aulas, correções e outras atividades que fazem parte da rotina.

Fora desse período de trabalho, atendia pacientes, era atleta da seleção brasileira, faixa preta em karatê e morava sozinha em um apartamento bem pequenininho. Era um caos! Uma rotina pesada. Mas estava ali com um objetivo bem grande, que era crescer profissionalmente. Então tudo fazia sentido naquele momento. Mas, por trabalhar muito, é claro que paguei um preço alto: já não conseguia treinar karatê como antes, não tinha tempo para absolutamente nada, os meus fins de semana eram tomados por trabalho, e foi assim que comecei a perder a minha saúde. Isso sem contar a culpa que eu sentia por não estar treinando adequadamente o karatê.

Porém, mesmo diante de tudo isso, ainda queria competir. Queria estar nos campeonatos e participar desses momentos. Por ser uma atleta muito disciplinada nos anos anteriores, ainda conseguia manter o pódio como primeiro, segundo ou terceiro lugar. E foi assim que, em um campeonato regional em uma cidade bem pequena do Paraná chamada Pitanga, fui dar um chute na luta e esse movimento fez com que tudo mudasse.

Quando levantei a perna, a minha oponente segurou o golpe. Quando isso acontece e você cai no chão, no karatê chamamos de *ippon*, ou seja, ponto completo. Por eu já estar perdendo por um *waza-ari*, meio ponto, se eu caísse e ela fizesse *ippon*, eu perderia a luta. Então dei o chute, ela segurou, e eu pensei: *Não quero perder essa luta*. Agarrei o quimono dela, girei em cima da perna que estava apoiada no chão e ouvi um estalo. Caí. Sentia muita dor, não entendia muito bem o que tinha acontecido, mas decidi que voltaria para a luta. Fiquei uns dois minutos no chão, e quando me levantei para retomar e colocar o pé no chão apoiando o joelho, percebi que não tinha mais o controle dele. Quando pisei, senti como se o meu joelho estivesse bambo, sem firmeza nenhuma no chão. A luta acabou ali.

> **A MUDANÇA QUE VOCÊ FAZ HOJE REVERBERA NO FUTURO.**

Sentindo aquela sensação estranha e ainda muita dor, peguei o carro e precisei dirigir por mais de cem quilômetros até a cidade onde eu morava. Quando acordei, no dia seguinte, o meu joelho estava inchado e muito dolorido. Tinha um edema bem importante, precisei cuidar para diminuir o inchaço e a dor, fui ao ortopedista e fiz um raio x em que nada apareceu. Iniciei, então, um processo de fortalecimento na fisioterapia para retornar, mas sentia que algo não estava certo. Três semanas depois, quando voltei a treinar, fui dar um soco e perdi completamente a força do joelho de novo. Ali, tive certeza: algo mais grave tinha acontecido e eu precisava investigar.

Passei com outro médico, fiz uma ressonância e descobri que havia rompido o ligamento cruzado anterior, o famoso LCA. Como fisioterapeuta, ao mesmo tempo que eu sabia que era grave, não queria admitir para mim mesma que aquilo estava acontecendo. Na época, o tempo de reabilitação era de seis meses. Hoje, já é de praticamente nove meses. Isso tudo porque a chance de ter uma nova lesão é muito grande, então é preciso cuidado.

Lembro perfeitamente onde eu estava quando peguei o resultado do exame que confirmava esse quadro. Era um pequeno shopping em Curitiba. Segurei o exame, sentei-me em um dos bancos e abri desesperada para saber o que havia aparecido no laudo. Nesse momento, comecei a chorar. Mesmo agora me emociono ao me lembrar disso, porque para mim o karatê era muito importante. Eu sentia como se tudo estivesse caindo ao meu redor. Era uma sensação muito ruim. Sabia que passaria pelo menos seis meses sem poder treinar. Chorei muito, voltei para casa, chorei ainda mais e tive o meu tempo para processar tudo. Quando marquei a cirurgia, junto com ela e com tudo o que estava acontecendo, tomei uma decisão: as coisas iriam mudar.

Foi nesse momento de medo que percebi que ele era o meu maior aliado para a mudança, por isso escolhi esse título para este capítulo. Decidi prestar concurso federal para ser professora de Anatomia na Universidade Federal de Mato Grosso, e o único período que eu tive para estudar foi pós-cirurgia, naqueles quinze dias que fiquei na cama com dor, me recuperando.

Não foi fácil, garanto. Acordava com o joelho inchado, muita dor, não conseguia sair da cama, mas aproveitei cada minuto desse período para colocar o máximo da minha atenção no conteúdo que precisava saber para a prova. Entre a dor e o desespero, estava a esperança de mudar. Fiz a prova, passei no concurso, mudei de cidade e então as coisas começaram a melhorar. Contudo, o que não aconteceu como deveria foi a minha recuperação.

Um mês depois da cirurgia, acompanhando a programação de evolução que eu deveria ter, eu via que estava atrasada. Ainda tinha dor, não conseguia fazer alguns movimentos, não conseguia fortalecer o quadríceps porque sentia muito incômodo e tudo parecia o fim do mundo. Ainda andava de muletas, não sentia segurança no caminhar e ninguém conseguia explicar por qual motivo aquilo estava acontecendo. Comecei a ficar agoniada.

Por ser atleta, eu queria uma reabilitação acelerada, voltar o mais rápido possível. Mas a dor estava freando isso. Entre exames, exercícios de fisioterapia e dúvidas, um ano se passou. Eu, que achei que voltaria em seis meses, estava há doze praticamente agoniada. Parecia um pesadelo. A minha coxa, inclusive, atrofiou de maneira bem importante, com cinco centímetros de diferença de uma para outra, algo que é inaceitável para uma recuperação.

Fui a um especialista em joelho e artes marciais, e ali o meu pesadelo se tornou realidade. Ao ver meus exames, ele disse que a cirurgia havia sido feita de uma maneira errada para atletas de artes marciais, a angulação do meu enxerto não estava correta. Seria preciso refazer. Mais uma vez, perdi o chão. Estava há mais de um ano convivendo com uma dor incapacitante, sem poder correr atrás dos meus sonhos, sem poder fazer o que eu mais amava no mundo. E ainda precisaria refazer a cirurgia, passar por todo o processo de recuperação novamente? Não conseguia aceitar.

Foi quando comecei a refletir sobre tudo o que estava vivendo, sobre a minha jornada com a dor constante há tanto tempo. Sabia que estava seguindo por um caminho sem volta. Qual seria o meu futuro se continuasse fazendo as mesmas coisas que eu fazia? Como seria a minha velhice? Imaginava que com muita dor, que estaria mancando e ainda possivelmente precisaria de ajuda para realizar algumas atividades. O futuro era incerto, e parecia ruim naquele momento. Foi quando aconteceu o meu segundo ponto de não retorno. O medo foi novamente o meu maior aliado e dei um basta naquilo.

Conversei com o médico, falei sobre a situação, e combinamos o seguinte: já que eu teria que refazer a cirurgia de qualquer jeito para corrigir o problema, por que não voltar a treinar, enfrentar a dor e realizar o meu sonho de competir no campeonato mundial? Caso algo acontecesse durante esse período, a cirurgia já era certa, e eu a faria, porém, queria me dar a possibilidade de tentar voltar a treinar e seguir esse plano antes de viver toda a recuperação de novo. Foi o que combinamos, e o que eu fiz.

Voltei aos poucos no karatê, fiz muitos exercícios adaptados de fortalecimento e fui evoluindo. Mas não sem sofrimento. Eu sentia dor vinte e quatro horas por dia. Treinava musculação de manhã, karatê à tarde, e quando chegava em casa à noite, meu joelho estava inchado e muito dolorido. Tinha vontade de chorar... E em alguns dias chorava. Colocava gelo e, às vezes, estava tão cansada que só virava para o lado e dormia com o gelo ali mesmo. Porém, fiz tudo isso não sem medo, mas completamente consciente de que estava buscando voltar a viver a vida que eu queria. Realizar o meu sonho.

Até que chegou o grande dia, o campeonato mundial da Eslovênia, em 2015. Praticamente dois anos após o rompimento do ligamento. Na primeira luta, com muito medo, resolvi testar o meu joelho. A ideia era a seguinte: vou testar logo para ver como ficarei, assim perco o medo e posso dar o meu melhor. Quando dei o primeiro chute e consegui colocar o joelho de volta no chão sem romper o ligamento, fiquei imensamente feliz. Se a minha perna tinha aguentado isso, aguentaria tudo.

Assim, confiante, as lutas foram passando, ganhei diversas delas e fui ficando cada vez mais feliz. Estava em êxtase. Até que cheguei à luta final. Nem acreditava que estava ali. Para mim, era uma vitória só estar ocupando aquela posição. A minha oponente, uma brasileira, era muito competente, e eu sabia que tinha treinado muito. Mas a minha euforia de estar na final acabou me atrapalhando, vacilei em um momento e perdi a luta. Fiquei em segundo lugar. Mas completamente realizada pelo que tinha acontecido e pelo meu desempenho. Apesar disso tudo, fiquei com aquela derrota engasgada.

Meses depois, no campeonato brasileiro, estava preparada para tudo. Havia treinado muito mais, com mais garra, e fui subindo de posição luta a luta. Até que chegamos à final, novamente eu e ela. Dessa vez, eu ganhei. E fiquei tão emocionada que parecia que a felicidade não cabia no meu peito. Tinha cumprido a minha missão, e o meu ligamento aguentou. No fim das contas, não precisei refazer a cirurgia, mas foi o medo de ver um futuro incerto com o qual eu não me identificava que me fez tomar decisões diferentes.

Além de tudo, o mais importante: isso aconteceu *apesar da dor*. Preste bem atenção. Voltei aos exercícios *apesar da dor*, voltei a treinar *apesar da dor*, segui os meus objetivos *apesar da dor*. Ela estava ali, uma companheira constante. Quase uma colega indesejada que bate à sua porta, entra na sua casa e nunca mais vai embora. Tudo o que aconteceu a partir da minha lesão foi *apesar da dor*. E carrego esse comprometimento comigo até hoje.

Apesar de não sentir mais dor todos os dias, não posso jamais vacilar. Se deixo de praticar atividade física, percebo que a falta do fortalecimento da coxa sobrecarrega o joelho e a dor volta. Em outros momentos, posso ter uma crise mais forte, e precisei aprender a lidar com ela. Vivo constantemente buscando melhorias, viver melhor apesar da dor que já senti e posso sentir no futuro. Portanto, veja que o cuidado é para sempre. Se não fortalecer e cuidar, a corda arrebentará no ponto mais fraco, e o meu ponto fraco é o joelho anteriormente lesionado e que já foi operado.

Assim, sei que ao chegar aqui é possível que você não tenha aplicado o que ensinei, ou que tenha começado, mas esteja duvidando da sua capacidade. Acredite quando digo que sei como é conviver por meses e meses com uma dor latejante e que tira o foco de tudo o que é importante. Sei como é viver com medo, com a frustração e com o desespero de não saber o que pode acontecer. Mas a decisão de mudar é agora. Não temos outro dia para fazer a não ser o *hoje*.

O tempo vai passar, queira você ou não. Então, fazer alguma coisa ou não fazer é o que determinará os seus próximos anos. Para todos aqueles que começarem a fazer diferente hoje, o cenário será completamente diferente daqui a um ano. É bem provável que eles estejam vivendo melhor e com menos dor pelo simples fato de que fizeram algo. Tiveram coragem de viver apesar da dor. E quando falamos de dor crônica, a verdade é que o tempo só piorará o quadro se você permanecer parado e estagnado. Não há outro prognóstico. Por isso mudar é tão importante.

Você pode – e deve – começar aos poucos, principalmente caso o seu quadro seja mais intenso e grave. Mas começar é fundamental. Dar pequenos passos, bem pequenos, à medida que você consegue e *como* consegue fazer. Porém, não dar passo nenhum não pode ser uma possibilidade.

Na minha metodologia do RCA, costumo adaptar algumas perguntas na ficha de avaliação para meus alunos incorporarem nas suas consultas de fisioterapia e que funcionam muito bem para que possamos destravar esse medo da mudança dos pacientes. Estas são as perguntas:

- Qual é a sua queixa principal? Que seria: onde você está com dor?
- O que essa dor significa?
- Se você continuar fazendo as mesmas coisas de sempre, como será que a sua dor estará daqui a um ano?

Pense sobre isso. É bem provável que a sua dor piore daqui a um ano se você continuar do mesmo jeito que está hoje. O processo é muito particular para cada pessoa. Alguns terão mais urgência de tratar. Outros precisarão de mais tempo. Está tudo bem. Mas é preciso ter consciência de que não há melhora se não houver mudança.

Por isso, quero fechar este momento falando novamente que você tem duas escolhas: pode não fazer nada e deixar a sua dor piorar ou pode começar a fazer algo diferente, mudar aos poucos, e daqui a um ano estar se sentindo melhor.

O que você escolhe? Essa decisão só depende de você. *Viva melhor apesar da dor.*

CAPÍTULO 11
VOCÊ NÃO É A SUA DOR (E ESTÁ NO CONTROLE!)

Apesar de, no capítulo anterior, eu ter falado muito sobre como o medo é um aliado em nossa vida, não posso deixar de comentar que ele é um instinto poderoso de sobrevivência que existe para nos proteger. O medo nos protege. Faz uma camada de proteção para que a gente não decida, de repente, pegar um carro e sair andando a duzentos quilômetros por hora em uma rodovia na contramão. Isso acontece porque você tem um instinto de preservação à vida. Não quer deixar para trás as pessoas que ama. Não quer deixar de realizar os seus sonhos.

O medo é poderoso. Um fisioterapeuta tem medo de piorar um paciente e por isso passa noites e noites acordado estudando. Um atleta tem medo de perder um campeonato e por isso treina intensamente. Um engenheiro civil tem medo de que alguma de suas construções caia e machuque pessoas, e por isso monta seus projetos com esmero. Um escritor tem medo de que sua obra não transforme a vida de seus leitores, e por isso escreve com o coração. E por tudo isso estamos aqui. Também pelo medo.

Ao mesmo tempo que ele é uma proteção, não pode ser impeditivo de mudança. Você precisa aprender a geri-lo a seu favor. Não use o medo para te paralisar, use-o para te impulsionar e te ajudar na sua recuperação. Nesse processo, podemos até ter medo, mas ele precisa ser leve e superado. Jamais impedindo você de viver plenamente ao conquistar uma vida melhor e com menos dor que você merece.

Existe uma frase bem famosa e difundida por aí que diz que o medo se alimenta do despreparo. Não poderia concordar mais. Se você tem medo de fazer determinado movimento por conta da sua dor, comece treinando de modo despretensioso e experiencie fazer movimentos sem sentir dor. Se tem medo de caminhar por causa da dor, precisa se abrir para essa possibilidade, para que o medo diminua de intensidade e você possa fazer o que precisa ser feito. O objetivo, portanto, é controlar o medo e, consequentemente, a dor, assim como fala a música "O Sol", tocada pelo Jota Quest e composta por Antônio Julio Nastácia.[55]

Ei, dor!
Eu não te escuto mais
Você não me leva a nada
Ei, medo!
Eu não te escuto mais
Você não me leva a nada.[56]

Chega de escutar a sua dor. Você tem feito isso até agora e aonde isso levou? Não deixe que a dor rotule você, não deixe que ela seja dona da sua vida. Se você tem uma hérnia de disco, não deixe que o seu sobrenome seja essa comorbidade. Se tem um osteófito na cervical, o famoso bico de papagaio, não carregue isso para a sua identidade. Se foi diagnosticado com fibromialgia, não seja definido pelo quadro. A sua dor não é você. Você é um ser humano completo, que merece viver bem e feliz, com

---

[55] TIANASTÁCIA leva 70% com 'O Sol', autoral que virou hit com Jota Quest. **GShow**, 18 maio 2015. Disponível em: https://gshow.globo.com/programas/superstar/O-programa/noticia/2015/05/tianastacia-leva-70-com-o-sol-autoral-que-virou-hit-com-o-jota-quest.html. Acesso em: 30 maio 2024.

[56] O SOL. Intérprete: Jota Quest. *In*: ATÉ onde vai. Rio de Janeiro: Sony Music, 2005.

menos dor e realizando os próprios sonhos. Essa é a sua identidade, é isso que você precisa internalizar.

Aqui, tentei ao máximo apresentar todas as informações que são relevantes em relação à dor crônica, mas fui além. Quis mostrar para você tudo o que efetivamente faz diferença no tratamento dessa dor, passando pelos dados científicos mais atualizados que temos no campo da ciência. Agora você está mais bem-informado, sabe o que precisa ser feito, sabe que pode fazer isso aos poucos, mas sabe também que mudar é inegociável.

Sei que quando estamos com muita dor nos sentimos no fundo do poço, sem enxergar qualquer possibilidade de melhora. Mas por mais que a melhora pareça inalcançável, posso garantir que existe espaço para ela na sua vida. É possível viver melhor, é possível mudar, é possível diminuir a intensidade da dor e até mesmo fazer com que ela desapareça em alguns casos. São essas pequenas mudanças, aliadas ao tratamento adequado, que fazem diferença e geram resultados. Não é de uma hora para outra, da noite para o dia. Mas é possível. A cada novo dia de novos hábitos estamos um passo mais perto de viver melhor e com menos dor.

Você pode voltar a sonhar. E, acima de tudo, pode voltar a sorrir. Pode voltar a realizar os seus sonhos. No capítulo 1, fizemos um exercício em que você colocou o que gostaria de voltar a fazer quando melhorasse. Está na hora de colocar isso em prática. Volte a sonhar e realizar. Permita-se viver melhor e com menos dor, permita-se sentir prazer pela vida.

E lembre-se: você não é a sua dor. E está completamente no controle.

Aponte a câmera do seu celular para o QR Code e receba informações sobre nossos programas de acompanhamento.

www.walkyriafernandes.com.br/livro/boasvindas

Este livro foi impresso pela gráfica Bartira em papel lux cream 70 g/m² em setembro de 2024.